图解耳穴诊治与美容

主　编　王　正

副主编　黄　锋　黄海燕

编　委　（按姓氏笔画排序）

王文羽　王阿花　吕雪倩

陈冬妃　翁佩平　黄冬梅

黄亦翰

中国医药科技出版社

内 容 提 要

本书共十章五十一节，附图95幅，表格81张，言简意赅，一目了然。书中主要介绍了耳穴定位三步曲，治疗80多种病症的耳穴三角基础方，耳穴美容的临床诊断、鉴别诊断及主穴示意图，王忠等四位专家的耳穴验方；并附有"耳廓神经分布与耳穴区点关系综合示意图"，用红、蓝、绿、黄四色分别标出耳颞神经、耳大神经、枕小神经及面神经、舌咽神经和迷走神经的混合支神经支配与分布范围，直观地解释耳穴的功能与主治。本书可作为耳穴培训专用教材，也可供相关专业人士及爱好者阅读参考。

图书在版编目（CIP）数据

图解耳穴诊治与美容/王正主编．—北京：中国医药科技出版社，2015.1

　　ISBN 978-7-5067-7031-6

　　Ⅰ.①图…　Ⅱ.①王…　Ⅲ.①耳－穴位疗法－图解 ②美容－耳－穴位疗法－图解　Ⅳ.① R245.9-64 ② TS974.1-64

中国版本图书馆 CIP 数据核字（2014）第 226450 号

美术编辑　陈君杞
版式设计　郭小平

出版　中国医药科技出版社
地址　北京市海淀区文慧园北路甲 22 号
邮编　100082
电话　发行：010-62227427　邮购：010-62236938
网址　www.cmstp.com
规格　710×1020mm $^{1}/_{16}$
印张　14
彩插　1
字数　184 千字
版次　2015 年 1 月第 1 版
印次　2023 年 9 月第 6 次印刷
印刷　北京盛通印刷股份有限公司
经销　全国各地新华书店
书号　ISBN 978-7-5067-7031-6
定价　35.00 元

序一

我认识王正教授是 1987 年 6 月 10 日在安徽省巢湖市召开的"耳穴国际标准化方案论证会暨全国耳穴研究组成立大会"上，他是浙江省唯一的代表，他将其主编的《耳穴医学信息报》前身——《耳穴新疗》赠给与会代表；三年后，他又在耳穴报上刊出"耳穴医学知识竞赛试题"，全国共有 1453 份答卷飞进他的办公室，其中 68 人获奖。王教授连任两届全国耳穴诊治专业委员会常务委员兼中国耳穴临床治疗研究组组长，并参与了《耳穴名称与定位》国家标准和国际标准方案的制定，他为人热诚，甘为人梯，对他人总是鼓励、支持；对自己总是要求严格，虚心求教，从不满足；对耳穴诊治更是孜孜以求，探讨原理力求精深，临床应用一丝不苟，在教学和科研中不断总结提高，确是我国耳穴界的实干家。

耳穴诊治在我国已经取得长足的发展。然而，这门具有诊断、治疗、预防、美容、保健、康复、养生和抗衰老等八大功能的实用中医技术，尽管简便、有效、实用、安全、没有毒副作用，深受人们的青睐，但是至今尚未得到进一步的推广、普及，难以成为"主流医学"和"家庭医学"的组成部分。究其原因，主要是诊断符合率不够高，临床有效率不够高。这两个不够高的原因又是什么？经调查，主要是耳穴定位不准。例如：有的人在尚未掌握耳廓解剖部位时，即去寻找穴区；在还未熟识穴区范围时，去找穴点、线、沟，试问，像这样选取而来的耳穴，对诊断治疗效果有何意义呢？

王教授总结 30 多年耳穴工作经验，又汲取国内外耳穴名家的部分精华，言简意赅地编写成《图解耳穴诊治与美容》一书，其书闪光点有五。

1. 穴区与穴点编排妥当

作者根据多年教学的心得体会，首先提出耳穴定位三步曲：一是定耳廓中的解剖部位；二是定部位中的穴区范围；三是定穴区中的点、线、沟等，步步紧扣，由面到点，并以标准耳穴为纲、经验耳穴为目，将经验耳穴的点、线、沟有机地编排在标准耳穴区域的具体位置上，并分别描绘耳穴区点总图和各个解剖部位局部图，这样图表对照，比较分析，真正找到选穴的准确位置。

2. 耳穴区点与耳廓神经关系编排得当

在耳穴区点的总图中用红、黄、蓝、绿四种颜色分别标识耳颞、耳大、枕小及迷走、舌咽和面神经混合支等四支神经的循行线路和分布范围，从而直观地运用神经学说来解释各个耳穴的主治、功用。

3. 耳穴诊断提纲挈领

该书将耳穴诊断分为：耳穴望诊、耳穴摸诊、耳穴触（压）诊和耳穴电测诊等。其操作技巧、注意事项和临床意义具体而扼要地展示在读者面前，有利于提高耳穴诊断符合率。

4. 耳穴性能、配伍与组方精当

该书将耳穴性能分为中性与偏性两类，配伍归纳为三种情况，即拮抗作用、增效作用和"反佐配伍法"。将约占 90% 性能相同或相似的诸穴与约占 10% 性能相反的耳穴相配，以适应寒热错杂、虚实互见的复杂病症。在组方中既有"君臣佐使"原则，又有 15 个由 3 个穴位组成的耳穴三角，经按需加穴后能治内、外、妇、儿、五官、皮肤、骨伤、肿瘤等科 80 多种疾病，成为耳穴临床简便、实用、形象的基础方。

5. 临床用穴按证而定

对 70 种常见病，根据辨证分型，分别选入相应的主穴、配穴和随症穴；在治疗举例的疾病中，分述临床表现、证治方法和临床体会，详述取穴与施术方法；在 17 种损容疾病中，设有 4~5 项要点进行鉴别诊断，还有证治表、主穴取穴示意图及注意事项等等。

总之，该书观点新颖，论述精辟，图表丰富，突出临床，为问病寻穴、"对号入座"大开方便之门，像这一新型实用、诊治价值极高的精品著作，一旦出版，势必很快走进千家万户，为我国耳穴诊治的大发展、大普及而开创新的局面，故乐之为序。

全国耳穴诊治专业委员会副主任委员、秘书长
北京中医药大学教授
美国国际中医药研究院研究员
亚洲创新联盟副秘书长

2014 年 8 月 15 日于北京

序二

当我收拾行李、赶乘赴美航班之际，收到王正教授寄来的《图解耳穴诊治与美容》书稿，要求我予以审阅，提出修改意见。

我通读数遍后，深感该书言简意赅，深入浅出，层次分明，一目了然地论述了耳穴诊断、治疗、预防、美容、保健、康复等具体内容。可读性高，实用性大，学术味浓，强调实际，许多观点新颖，更有令人耳目一新的"耳穴美容"。

该书指出，斑、痘、疣、疹等损容性病灶虽然出现在颜面体表，其实是体内脏腑、经络生理功能紊乱，由气血津液功能失调所引起的体表反应。通过耳穴放血排毒、疏通经络，对体内能调节、强壮脏腑功能，对体表能改善、增强微循环，从而修复病灶，达到愈病之目的。对同一病名的称呼有中医的、西医的，也有民间叫法。对病因病机，均用中西医两套理论去分析、去描述，从源头上探究疾病发生发展的根本原因。在诊断时，提出标准，遇到与本病相似之处的疾病，进行——鉴别。例如黄褐斑与雀斑、皮肤黑变病的鉴别，先是找出两者共同点，然后从发病人群、皮损部位、色斑特征及有无接触（遗传）史等要点进行比较。在治疗时，还要分型分度，详列证型，提出局部变化与全身症状的辨证要点，确定治则，选取主穴、配穴、随症穴组成处方，最后写明操作方法和注意事项。作者担心初学者一时难以抓住重点，特附耳穴主穴示意图，只要按图索穴、"对号入座"，便能取得较好效果。

像这样新颖前沿的、尽详论述的科研成果和实践经验的著作，尚属少见，堪称精品。尤其是耳穴美容一章个体化强，内容详实，图多表众，形象直观，实为美容者必读之作。我十分高兴地去电询问该书何时出版？不料王教授却缺乏自信，担心读者不认可。我说，患有严重色斑、痤疮、化妆品皮炎的年轻人，在求职、社交、恋爱、婚姻、家庭等方面有诸多烦恼与压力，有些人求治无门、郁闷之极，有些人不吃不喝，待在家里，不敢外出见人，甚至产生轻生的念头……目前患有损容性疾病的患者多而治疗损容性疾病的方法少，该书的出版犹如旱天的雨水，能解除人们的烦渴，坚信该书在国内是抢手货，即使在国际上也是很有市场的。休管他人如何评说，治损救人要紧啊！应该想损容患者之所想，急损容患者之所急，赶快让书早日问世，使医务界、美容界广大人士，乃至损容患者本人掌握此法，以消除或减轻痛苦，这是一件幸事，也是作者的殷切厚望吧！科学发展无止境，长江后浪推前浪，让耳穴美容在今后的实践中再发展，再创新吧！最后王教授接受我的劝导，同意将书稿付梓出版，我便把以上经过记录下来，充为序言。

中国国家级专家
世界耳医学学会主席
美国加州中医药大学博士研究生导师
美国国际耳医学培训研究中心

2014 年 7 月 10 日于美国洛杉矶

前　言

　　2005 年在香港中文大学中医学院召开了"香港国际耳穴诊治暨美容保健研讨会"，此后掀起的"耳穴诊治热"、"耳穴美容热"、"耳穴保健热"方兴未艾。为了适应"三热"持续升温的需求，笔者总结多年耳穴教学、科研成果和临床实践经验，在《中国耳穴诊治学》和《耳穴辨治纲要》两书（1993 年出版）的基础上，汲取国内外耳穴名家的部分精华，进行系统整理，竭力减少理论描述，注重实用，增加图表，以图代文，以表代字，直观形象，力求内容通俗浅显，使读者一看就懂，记得住，用得出。书名为《图解耳穴诊治与美容》。

　　中医基础理论认为，人体的局部和整体具有辩证统一的关系，即身体每一个局部都与全身的脏腑、经络等密切相关。耳廓经络丰富，《灵枢·口问》篇说："耳者，宗脉之所聚也。"人体五脏六腑、组织器官、四肢百骸在耳廓上都有一定的反应区域。这些特定区域上的颜色、形态、痛阈、电阻等现象会随着人体健康状况的变化而变化，对这些"变化"诊察分析，可以探知相关疾病，故俗称"耳朵会说话"。同时，对这些"变化"的区点进行按摩、指掐、针刺、温灸、贴压、穴位注射等适当刺激，能调整脏腑功能，疏通经络，增强体质，消除病痛，达到治病、强身、美容、保健、养生等目的。

　　本书既可以作为耳穴培训专用教材，也可作为自我保健美容按摩、康复的参考资料。对于初学耳穴或业余爱好者能指点迷津，打开思路，按图索穴，"对号入座"，可以获得所需的耳穴诊断、治疗、美容、保健、抗衰老等技巧；对于具有一定耳穴诊治基础的人士，可以登堂入室，进一步打开耳穴迷宫，揭开奥秘，引领人们去攀登高峰，为耳穴诊断、治疗、美容的"大厦"添砖增瓦。

　　在本书编写过程中，承蒙许多专家、学者的关心和指导：全国耳穴诊治专业委员会主任委员、北京中医药大学针灸推拿学院院长、博士研究生导师赵百孝教授为本书题写书名；全国耳穴诊治专业委员会原耳穴诊断研究组组长、"中国耳穴望诊第一人"、安徽省巢湖地区人民医院针灸科主任刘士佩主任医师和浙江中医药大学硕士研究生导师、中医美容著名专家、中华中医药学会中医美容分会常务理事张理梅教授分别主审；全国耳穴诊治专业委员会副主任委员、秘书长、北京中医药大学教授、美国国际中医药研究院研究员、亚洲创新联盟副秘书长周立群教授和中国国家级专家、世界耳医学学会主席、美国加州中医药大学博士研究生导师、美国国际耳医学培训研究中心主任黄丽春教授，分别为本书作序，在此一并致以深深的谢意！

由于时间仓促，水平有限，书中难免存在纰漏与不妥之处，恳请读者批评指正！

编者

2014 年 9 月

目 录

第四章　耳穴命名、主治与分类　/ 53

第八章 耳穴治疗常见病 / 115

第一章

耳穴诊治概况

第一节　耳穴诊治的起源与形成

耳穴诊治是中国针灸学的重要组成部分，是人们在生活、生产和与疾病作斗争中逐渐发现，逐渐认识，不断归纳、总结而成。它起源于古代，流传于民间，散载于历代医学著作之中。

1973 年，在长沙马王堆三号汉墓出土的帛书《阴阳十一脉灸经》中，就有"耳脉"二字的记载。成书约于春秋战国末期的《黄帝内经》中，载述与耳穴诊治有关的经文计有 56 条。

脏腑与耳廓的关系：《灵枢·五阅五使》篇说："耳者，肾之官也"；《灵枢·脉度》篇说："肾气通于耳，肾和则耳能闻五音矣"；《素问·金匮真言论》曰："南方赤色，入通于心，开窍于耳"。

经络与耳廓的关系：《灵枢·邪气脏腑病形》篇说："十二经脉，三百六十五络，其气血皆上于面而走空窍……其别气走于耳而为听。"所以《灵枢·口问》篇说："耳者，宗脉之所聚也。"

古时耳廓穴位有：耳尖、耳涌、耳中（即听宫、窗笼、多所闻）、珠顶（即屏尖）、郁中、耳孔、耳背等。

古时耳穴治疗疾病有：胁痛、头痛、牙痛、胃痛、眼病、气喘、面瘫等。

总之，秦汉时期，耳穴诊治已经初步形成。

第二节　耳穴诊治发展简况

自《黄帝内经》奠定了耳穴诊治基础理论后，历代医家做出了进一步的阐明和补充。如唐代孙思邈在《备急千金要方》中写出："耳中穴耳门孔上横梁是，针灸之，治马黄、黄疸、寒暑疫毒。"

晋代葛洪的《肘后备急方》中记述："尸蹶之病……以管吹其左耳中极三度，复吹右耳三度，活。"

元代危亦林的《世医得效方》载道："救自缢法……更令两人以管吹其两耳，此法最好。"

明代杨继洲《针灸大成》中写道："灸耳尖，治……眼生翳膜。"

清代吴师机的《理瀹骈文》中记述："衄血……元胡塞耳，左衄塞右，右衄塞左，活血利气。"吴氏还说："凡耳痛，用塞法，滴法，不如涂耳外。"

清代乾隆皇帝在《十常养生歌》中写到"耳常弹"能够延年益寿，这就是耳穴按摩保健的历史记载。

1888 年张振鋆在《厘正按摩要术》中，将耳背分五脏，耳珠属肾，耳轮属脾，耳上轮属心，耳皮肉属肺，耳背正机属肝。

可见历代医家对耳穴的运用都有深刻的认识。时至清朝后期到民国时期，中医学由兴盛逐渐走向衰退，耳穴诊治更是处于几乎被埋没的状态！

尽管如此，耳穴治病在民间仍广为流传。如清代末年，山西省运城市有一位人称"孙三爷"的医生，擅长耳针治病。1930 年浙江省杭州市一位 76 岁姓金的老中医，他专用耳针治病，被老百姓尊誉"金耳朵"医生（又叫金耳朵老人）。20 世纪 30 年代浙江省嘉兴和温州等地广泛流传的"移星法"，就是用灯芯醮菜油灸灼耳尖穴治疗"眼上起星"和腮腺炎；再如针刺耳垂治疗"红眼睛"，耳背静脉点刺放血治疗目赤肿痛；提拉耳垂治疗头痛，掐耳垂治疗小儿惊风；砭石刺耳治斑疹，烧酒滴耳治牙痛等等，不胜枚举。

1949 年中华人民共和国成立不久，毛泽东主席做出了"中国医药学是一个伟大的宝库，应当努力发掘，加以提高"的指示。各地不少教授、专家和医务人员纷纷投身抢救我国在耳穴诊治方面的宝贵医学遗产，为耳穴事业的发展、创新做出了重大贡献。

1958 年上海叶肖麟摘译了法国医学博士、外科专家 P. Nogier（诺吉儿）教授的论文，该教授从旅法华侨处学到耳穴知识，研究六年后，发表了耳穴论文，绘制出耳穴图（图1-1），并提出耳穴在耳廓上的排列类似于子宫腔内倒置胎儿的缩影（图1-2）。

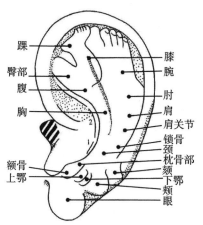

图1-1　P. Nogier 1957 年耳穴图

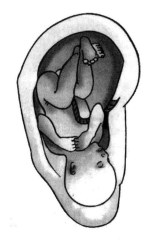

图1-2　耳廓胚胎倒影图

该译文刊在《上海中医药杂志》上，促进了耳穴事业的发展。我国耳穴医疗工作者不断挖掘、整理研究、及时总结、广泛应用，使耳穴诊治呈现欣欣向荣的景象。

在耳穴穴位数量上，从新中国成立前的10多个发展到20世纪60年代100多个，70年代末达到了700个左右。为了便于国际友人学习、运用与交流，1982年世界卫生组织委托我国制定常用的、效果较好的、不能为其他穴位所代替的"耳穴国际标准化方案"。克服了某些主治或功用代替穴名及某一区点多个穴名的重复现象，而确定为90个穴区的标准化方案。1992年10月16日，国家技术监督局批准具有88个穴位的《耳穴名称与部位》方案，并于1993年绘制成《中国标准耳穴挂图》。

2008年4月23日，由中华人民共和国国家质量监督检验检疫总局与中国国家标准化管理委员会联合发布的《耳穴名称与定位》（GB/T13734-2008），计有耳穴93个，简称"标准耳穴"。

在耳穴诊断上，根据《黄帝内经》"视耳好恶，以知其性"的精神，在历代

"观耳"、"察耳"、"望耳"、"诊耳"等基础上，发展成为耳穴望诊、耳穴摸诊、耳穴触（压）诊和电测诊等四大常用的耳穴诊断方法，为100多种病症做出定位、定性诊断，有的还能做出鉴别诊断、既往史诊断和预测未来状况等。

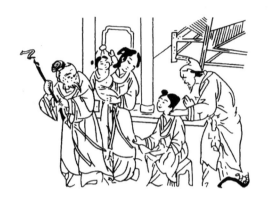

图1-3　古代耳穴按摩法

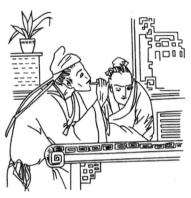

图1-4　竹筒吹耳法

在耳穴刺灸法上，从古代的耳穴按摩法（图1-3）、竹筒吹耳法（图1-4）及耳穴灸灼法（图1-5），发展成为耳穴针刺法（包括毫针、电针、埋针、三棱针、美容针等）、耳穴灸灼法（包括苇管灸、灯草灸、艾条灸、细香灸等）、耳穴贴压法（包括绿豆、冰片、菜籽、王不留行籽、六神丸、喉炎丸、小儿奇应丸、磁珠、磁片、伤湿膏等）、耳穴保健按摩法等等。

耳穴能治疗内、外、妇、儿、五官、皮肤、骨伤等科200多种病症；对流行性眼结膜炎（红眼睛）、流行性腮腺炎、晕车、晕船、晕机、

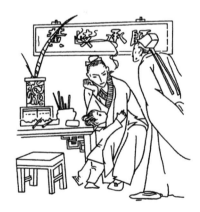

图1-5　耳穴灸灼法

输液（血）反应、药源性不良反应及考试、比赛、表演等竞技综合征，均有较好的预防效果；对脑震荡后遗症、脑血管意外后遗症及小儿麻痹后遗症的恢复均有很好的促进作用。

在耳穴美容上，实践证明耳穴治疗对黄褐斑、痤疮、扁平疣、脂溢性脱发、化妆品皮炎、激素依赖性皮炎等损容性疾病，疗效明显。此外，耳穴治疗在保健、养生、抗衰老等方面均有一定的效果。

临床实践告诉人们，耳穴具有诊断、治疗、预防、美容、保健、康复、养生和抗衰老等八大功用，是中西医结合医学的补充与发展，是医护人员和美容工作者的必具医术之一。

第二章

耳穴诊治基础

耳穴在耳廓上，耳廓是人体的组成部分，依附在头部的两侧，位于下颌窝和颞骨乳突之间，呈垂直方向生长，上端正好与眉端和枕外粗隆的连线相切，表面凹凸不平，沟漕堤埂较多，凹面向前向外（称耳前），凸面朝后朝内（称耳背），左右对称。

第一节　耳廓组织结构

耳廓外覆皮肤，内由形状复杂的弹性软骨作为支架，并附以韧带、脂肪、结缔组织及几块已经退化的肌肉等构成。耳廓的上 3/4 有弹性软骨，下 1/4 没有软骨，仅由脂肪与结缔组织组成皮垂，即耳垂。现将有关组织结构分述于下。

一、耳廓的软骨、皮肤与肌肉

见图 2-1。

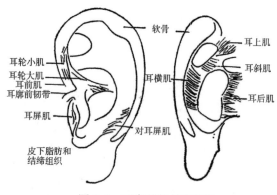

图 2-1　耳廓的软骨和肌肉

整个耳廓，除耳垂以外，其余部分均由弹性软骨支撑。皮肤分为表皮与真皮两种。表皮者，为复层扁平上皮细胞组成，由外胚层演化而来，按其层次与功用又分为生发层、颗粒层、透明层和角质层。

真皮由致密结缔组织构成，内有丰富的皮囊、神经、血管、皮脂腺、汗腺及淋巴管，按层次及功用，又分为乳头层和网状层。

真皮下面为皮下组织，与真皮之间并无明显的界线。皮下组织中除含血管、神经外，还有大量的脂肪组织，其分布从多到少的顺序是：耳垂、对耳屏、耳屏、耳甲腔、耳甲艇、三角窝、耳轮、耳舟。

耳廓的肌肉包括附着于软骨与软骨之间的耳内肌，以及附着于耳廓和软骨之间的耳外肌两个部分。

耳内肌：包括耳轮小肌、耳轮大肌、耳屏肌、对耳屏肌、耳横肌（背部）和耳廓斜肌（背部）。

耳外肌：包括耳上肌、耳前肌和耳后肌。耳外肌尚有收缩作用，能使耳廓转动，但其余肌肉大都已经退化，仅留下一些痕迹。

二、耳廓的动脉、静脉与淋巴

心是血管系统（包括心、动脉、静脉、毛细血管、血液等）的枢纽及促使血液流动的动力装置。血液在心脏的搏动下，经动脉及其分布于全身的分支，然后经过毛细血管及小静脉支，终由大静脉返流于心脏。如此周而复始，形成血液循环。

（一）耳廓的动脉

耳廓的动脉，全部来自颈外动脉的分支——颞浅动脉与耳后动脉，两条动脉在深部沿软骨膜行走，在浅部分布于皮肤、肌肉（图2-2）。

1. 颞浅动脉

颞浅动脉从外耳门的前方处分出，上行分布于耳前——耳屏、部分耳垂和耳轮。同时，颞浅动脉又分为三支。

（1）上支，分布于对耳轮上脚、下脚、三角窝和耳舟上部；

（2）中支，分布于耳甲腔、耳甲艇及相应的对耳轮与耳舟；

（3）下支，分布于耳垂与对耳屏。

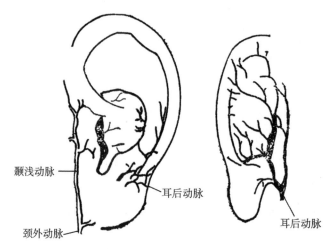

图 2-2　耳廓动脉示意图

2. 耳后动脉

耳后动脉从下耳根而出，与颞浅动脉相对而继续上行于耳背的耳根部。同时与颞浅动脉相对，也分出三支，分别供应耳背上、中、下三部皮肤。另一条分支由下耳根经对耳屏软骨下缘（枕区）穿出耳前，自下而上，分别供应对耳屏、对耳轮及附近的耳甲腔、耳甲艇部分，也供应耳轮尾、耳舟和耳轮。

3. 耳廓动脉的特点

（1）受软骨影响：耳廓上 3/4 的耳前与耳背之间，因软骨存在，所以颞浅动脉与耳后动脉分别供应前后的耳廓。而耳垂却无软骨隔开，故两条动脉就不分前后而同时供应。

（2）动脉交接成网：耳廓深处的动脉沿着软骨膜行走，其分叉的小动脉之间都有交通支相连接。在浅表的分支之间均有大的吻合支相互连接，前后贯通，从而形成了一层层的动脉网，以供应耳廓皮肤、肌肉和骨膜。

（3）动脉影响耳廓皮肤的温度：耳廓动脉都是从下耳根部和外耳道附近向耳轮周缘分支行走的，所以下耳根和外耳道附近的动脉相对集中而粗大，近于此处耳廓皮肤的温度也就较高，余处相对逐渐降低。

（二）耳廓的静脉

耳廓静脉都是分布在动脉的周围（图2-3）。动、静脉之间由毛细血管直接连接，动、静脉相互吻合，以便调节血液流量。耳廓静脉有浅与深两种。

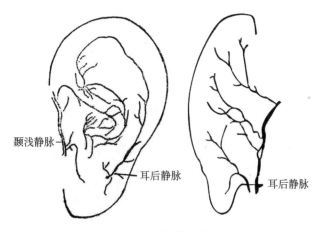

颞浅静脉
耳后静脉
耳后静脉

图 2-3　耳廓静脉示意图

1. 浅静脉

也叫皮静脉，其数目无法计算，它们都在皮下组织内，但随处都以吻合支与深静脉相连，当深静脉受到阻滞时，则血液的回流就通过皮静脉来实现。

2. 深静脉

耳廓深静脉多与动脉伴行，故又称"并行静脉"，其名称与相应的动脉相同，且与动脉有共同分布的区域，分为颞浅静脉和耳后静脉。

（1）颞浅静脉：颞浅静脉收集来自颞浅动脉周围的及上、中、下三支的耳前静脉。

（2）耳后静脉：耳后静脉收集来自耳根、耳背的上、中、下三支，以及耳垂、对耳屏的前后动脉周围的小静脉，汇成较大的静脉，注入颈外静脉。

（三）耳廓的淋巴

血液由毛细血管到达组织以后，含有一定成分的液体透过毛细血管壁，渗入组织间隙，成为组织液。组织液除营养组织外，还有一部分被毛细血管重吸收而进入静脉，另一部分则透入毛细淋巴管成为淋巴液，淋巴液沿着毛细淋巴管汇流于各级淋巴管。因此淋巴系是静脉系的补充装置，由于淋巴液是血液渗透到组织间的液体，所以在动静脉十分丰富的耳廓，淋巴管也比较丰富。耳廓的淋巴来源于耳廓组织间，汇集于耳廓周围的淋巴结。根据其流向，可分为前、后、下三组（图2-4）。

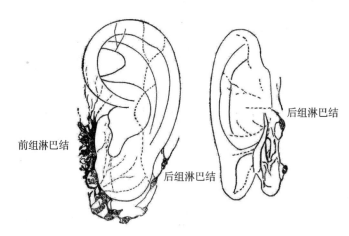

图 2-4　耳廓淋巴回流图

1. 前组

耳廓前面、外耳道上壁的淋巴液汇入耳前淋巴结和腮腺淋巴结。

2. 后组

耳廓后面的淋巴液汇入耳后淋巴结和乳突淋巴结。

3. 下组

耳垂、耳后和耳下淋巴液均汇入颈深淋巴结，最后在颈根部注入大静脉中。

三、耳廓的神经分布

神经系统调节机体器官组织的生理功能，以适应体内外环境的不断变化，来维持生命活动的正常进行。

神经系统分为中枢神经和周围神经两部分。中枢神经包括脑和脊髓，脑位于颅腔内，脊髓在椎管中，二者以枕骨大孔为分界。周围神经为脑和脊髓伸向身体各部的神经，包括脑神经 12 对和脊神经 31 对。耳廓神经非常丰富，既有来自脑神经的三叉神经的耳颞神经、迷走神经、舌咽神经和面神经的混合神经，又有来自脊髓颈 2、3、4 节段的耳大神经和枕小神经，还有从颈交感神经节发出、伴行并缠绕血管壁分布的交感神经（图 2-5）。

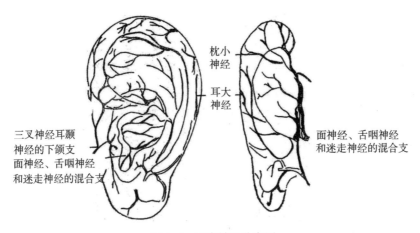

枕小
神经

耳大
神经

三叉神经耳颞
神经的下颌支
面神经、舌咽神经
和迷走神经的混合支

面神经、舌咽神经
和迷走神经的混合支

图 2-5　耳廓神经分布图

（一）脑神经

1. 耳颞神经

是三叉神经（第 5 对）下颌神经的分支，循耳廓前缘上行，沿途发出若干细支，分布于外耳道前壁、耳屏、耳轮脚上部、耳轮升部及三角窝。

2. 迷走神经、舌咽神经和面神经的混合神经

迷走神经（第 10 对）从颈静脉节发出一分支，即与附近的舌咽神经（第 9 对）相合成耳支，耳支穿行时又与面神经（第 7 对）纤维交织成为混合神经，分别支配于外耳道周围、耳甲腔、耳甲艇以及耳背中部近耳根处的皮肤、耳背之耳外肌、耳内肌等等。

（二）脊髓神经

1. 耳大神经

耳大神经是耳廓的主要神经，起于颈丛2、3、4节段，行于胸锁乳突肌后缘深部，达该肌后缘中点，至该肌浅层向耳垂方向上行，分出耳下（前）支和耳上（后）支。

（1）耳下支粗大，在耳垂根部又分出三支。

①耳垂支：呈伞状分布于耳垂皮下，偶有小支穿至耳垂外侧面与耳颞神经的耳屏支相合。

②耳中支：分两支穿行于耳垂外侧面，较细的一支从屏间切迹后窝穿出分布于耳垂前面。较大的一支从对耳屏外上方相当于枕区穿出至耳廓外侧面，又分为3～5支分别支配于对耳屏内外侧、耳垂外下侧边缘、耳轮边缘、对耳轮及并有分支到耳甲腔、三角窝及耳舟部。

③耳上支：至耳廓内侧面之耳缘分两支，一支穿过软骨内边缘至耳廓外侧面，分布于耳舟，另一支在内侧面沿耳缘上行。

（2）耳上支自耳大神经分出后，斜向上行至耳后肌，分布于耳廓内侧面，常有小支穿过软骨边缘。

2. 枕小神经

枕小神经的分布，先耳背后耳前。它起于颈丛2、3节段，沿胸锁乳突肌后缘上行至枕部皮肤。上耳背的枕部皮肤处分出一支，横行至上耳根下约1.5厘米处，即分出2～4小支，分布于耳背上部。其中数小支穿过软骨，出于上部的耳轮和耳舟。其在耳轮的一小支，于耳轮结节上缘约0.2厘米处穿入耳轮内侧，分布其附近及上部耳舟。另有一支穿出耳尖处，支配三角窝及对耳轮上、下脚之皮肤。

（三）交感神经

来自颈动脉下，沿动脉管行走。交感神经纤维分布在动脉管周围，粗细不等之纤维缠绕管壁，纤维的密度随动脉管径减少而减少。静脉管壁上只有稀疏纤维分布，而在动静脉吻合处的纤维密度最大。

综上所述，分布在耳廓的神经愈分愈细，愈细愈多，往往出现吻合或重叠，有的交叉成网，形成神经丛，分布于整个耳廓。其规律是：脑神经大多分布于耳甲腔、耳甲艇和三角窝；脊神经大多分布于耳垂、耳舟、耳轮、对耳轮、耳屏、对耳屏、三角窝等处。在血管之间纵横交错的粗细纤维互相连接（图2-6）。

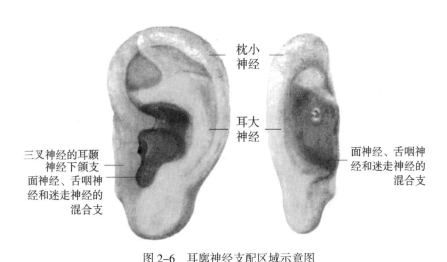

枕小神经

耳大神经

三叉神经的耳颞神经下颌支

面神经、舌咽神经和迷走神经的混合支

面神经、舌咽神经和迷走神经的混合支

图 2-6 耳廓神经支配区域示意图

第二节 耳廓与脏腑的关系

耳廓是机体的组成部分，同样需要精、髓、气、血、津、液等基本物质的滋养才能发挥其正常的生理功能，而这些基本物质的生成、运行和输布又有赖于脏腑功能活动来实现。因此，耳廓的功能正常与否，与脏腑生理功能、病理变化的关系极为密切。

（一）耳廓功能赖脏腑生理活动而发挥

耳为肾窍，脑为髓海，肾藏精而生骨髓。故肾精旺盛，骨髓充沛，则肾窍之耳功能正常。正如《灵枢·脉度》篇云："肾气通于耳，肾和则耳能闻五音矣。"

心有二窍：一则在舌，二则为耳。《素问》说："南方赤色，入通于心，开窍于耳。"《证治准绳》对此解释说："心在窍为舌，以舌非孔窍，故窍寄于耳，则肾为耳窍之主，心为耳窍之客。"盖心主血脉，推动血液运行，只有心功能正常，则血才能上奉于耳。

肺主宣发，外合皮毛。《杂病源流犀烛》云："……肺主气，一身之气贯于耳。"故靠肺的宣发，才能使卫气运行和津液输布于耳廓，从而护卫肌肤、润泽皮毛。

肝主疏泄，调畅气机，使气血津液周流无阻。沈金鳌说："肝……兼通于耳。"所以耳廓功能正常与否，跟肝有直接相关。

因此，气血津液精髓等基本物质的生成、运行和输布，需脏腑相互配合才能使骨髓充于耳，肾精通于耳，气血荣于耳，津液润于耳，从而发挥耳廓收集声波、职司位听、反应病候、帮助诊断、接受刺激、传注经气、调节机体的功能。

（二）耳廓功能受脏腑病理变化而影响

耳廓功能赖脏腑生理活动而发挥，又受其病理变化而影响，脏腑病理变化复杂多端，然其病机不外乎"虚实"二字。虚者，多由精、髓、气、血、津、液之不足而致；实者，多由风、火、痰、湿、食、瘀之阻滞而成。

1. 虚证

（1）精髓不足。《灵枢·海论》云："髓海不足，则脑转耳鸣。"《灵枢·决气》篇说："精脱者，耳聋……液脱者，……耳为鸣。"说明了素体阴亏或纵情色欲，则肾精暗耗，津液枯竭，髓海空虚，不能上充清窍。

（2）气血衰少。《灵枢·口问》篇说："胃中虚则宗脉虚……故耳鸣"；李东垣在《脾胃论》一书中指出："胃气一虚，耳……为之病"；《素问·玉机真脏》篇说："脾……不及，则令人九窍不通"；华佗的《中藏经》也有记述："肺者……虚则……耳重。"这就说明了脾胃虚弱则升降失调；肺气不足则不能宣发，以使气血衰少，宗脉空虚，导致耳或鸣、或聋、或重、或不通。

2. 实证

《素问·脏器法时论》说："肝病者……，气逆则……耳聋不聪。"

《杂病源流犀烛》云："胆……实则口苦，耳聋"；"右聋属足太阳（膀胱）之火"；"三焦……实则有耳鸣……耳后连目锐眦痛"；"大肠实，则耳后……皆痛"等等，正如《古今医统》所说："痰火郁结，壅塞而成……。"

这就是说怒则气上，肝胆火升，灼伤宗脉，或情志抑郁，肝失疏泄，三焦不通，腑气不降，导致风、火、痰、湿、食、瘀壅塞清窍，以使耳廓或红，或肿，或痛，或鸣，或聋，或不聪。

第三节 耳廓与经络的关系

人体十二经络隶属于脏腑，是沟通内外、贯穿上下、外达肢节、旁及官窍、无处不至、无处不有的网络组织，使人体成为一个统一的整体；经络又有运行气血、营养全身、调和阴阳、恢复平衡等重要作用。耳廓是机体的组成部分，也受到经络的循行。如《灵枢·邪气脏腑病形》篇说："十二经脉三百六十五络，其气血皆上于面而走空窍……其别气走于耳而为听。"《灵枢·口问》篇又说："耳者，宗脉之所聚也。"阐明了耳廓是众多经脉、气血汇集之处，经脉有直入耳中和循行于周围的两种情况（图2-7）。

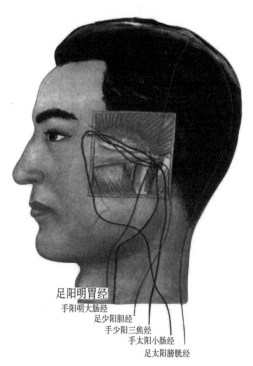

足阳明胃经
手阳明大肠经
足少阳胆经
手少阳三焦经
手太阳小肠经
足太阳膀胱经

图 2-7 耳廓经络分布示意图

（一）循行于耳廓中央的经脉

《灵枢·经脉》篇记述："三焦手少阳之脉……其支者，从耳后入耳中，走出耳前……"; "小肠手太阳之脉……其支者……却入耳中……"《黄帝内经素问》说: "厥阴肝脉也……其支别者, 从耳后入耳……"; "三焦手少阳之脉……其支别者, 从耳后亦入耳中, 出走耳前……"; "肺太阴之脉, 会于耳中"; "手阳明之脉(大肠), ……支别者, 入耳会于宗脉。"《素问·缪刺论》说: "……手足少阴、太阴、足阳明之络, 此五络皆会于其中……"等等。可见三焦、胆、小肠三条经脉, 三焦、肝、肺、大肠四条支别和心、肾、肺、脾、胃五条络脉均直接循入耳廓中央, 尤其是多气多血的手阳明之别, 入耳以后, 与众多的经脉相结合。所以张景岳说: "手足三阴三阳之脉, 皆入耳中。"

(二)循行于耳廓周围的经脉

《灵枢·经脉》篇说: "三焦手少阳之脉, ……其支者, 上项, 系耳后直上, 出耳上角……"; "胃足阳明之脉, ……循颊车, 上耳前……"; "膀胱足太阳之脉, ……其支者, 从巅至耳上角。"可见耳廓周围前有胃经, 上有膀胱经, 下、后有三焦经循行。此外, 足阳明、少阳之筋以及手太阳、少阳之筋均与耳廓关系密切; 手足三阴经通过经别合于阳经而与耳相通。在奇经八脉中, 有阳维脉"循头入耳"; 阴阳二跷统率左右之阴阳经脉, 并循行"入耳后"。这样耳廓中央、前后、上下均有经络分布。

由于经络是"内属脏腑, 外联肢节"的网络组织, 众多经络通聚于耳, 构成"脏腑⇌经络⇌耳穴"三者直接相通的关系。脏腑产生的气血津液通过经络传注运行于耳廓, 使它发挥良性的、自动性的、双向性的调节功能。当邪气侵犯时, 又通过经络作用反应在相关耳穴上, 便出现了颜色、形态、皮屑、皮疹、血管、电阻、痛阈等改变, 为临床诊断提供客观依据。对耳穴进行刺激时, 通过疏通经络, 调和气血, 扶正祛邪, 恢复功能, 达到防治疾病、美容保健的目的。

第四节　耳廓与自然界的关系

人类生活在自然界，其生理功能、病理变化常常随着四时气候、自然环境的变更而产生一定程度的变化。

就四时来说，人们的生理功能是受其影响的。《灵枢·五癃津液别》篇曰："天暑衣厚则腠理开，故汗出……天寒则腠理闭，气湿不行，水下留于膀胱，则为溺……"说明了在天气暑热时，人体就以出汗散热来适应；而天气寒冷时，人体为了保温，腠理就密闭而少汗，必须排出之水就得从小便而去。

耳廓是人体的组成部分，自然也受气候影响，冬天耳廓腠理致密，皮肤干燥，痛阈偏低，压痛点不明显，电阻增高也难以测出；反之，夏天按压、电测耳廓，阳性反应点相对增多。有实验证明，冬天耳穴电阻高，阻抗波幅小；夏天电阻低，阻抗波幅大。说明了人体耳穴电阻变化是符合气候变化规律的。

就昼夜变化来说，也是一个"小年"，人体生理功能也是随昼夜晨昏的变化而变化的。《素问·生气通天论》云："故阳气者，一日而主外，平旦人气生，日中阳气隆，日西而阳气已虚，气门乃闭。"说明人体阳气白昼运行于外，推动机体活动。早晨阳气初生，中午阳气最盛，夜晚阳气内敛，便于人们休息。耳廓变化虽不是那么明显，但也遵循着这一变化规律。笔者在临床实践中发现，中午前后耳廓皮肤色泽反应明显，敏感度较强，电测出现阳性反应也较多，而在早晚时间则反之。阴阳学说认为，白昼为阳，夜晚属阴。上午为阳中之阳，故"日中阳气隆"，耳廓之阳气充分放散，卫气偏浮，气血趋向于表，故肌腠松弛，疏泄多汗，所以病理反应容易测得。夜晚属阴，阳气内蓄，卫气偏沉，气血趋向于里，故肌腠致密而汗少，病理反应较难测得。

这也说明，耳廓的生理功能和病理变化是随着自然界四季及昼夜变更而相应变化的，也证明了中医学"天人相应"的观点是正确的。

第三章

耳穴定位三步曲

耳穴诊治犹如一座高入云霄、五彩缤纷的摩天大楼。俗云："万丈高楼平地起，高楼坚否看根基。"耳穴的根基是什么？是耳穴定位。耳穴定位准确与否直接关系到诊断符合率和临床疗效。笔者根据多年教学体会总结出耳穴定位规律，即耳穴定位三步曲：一是定耳廓中的解剖部位；二是定部位中的穴区范围；三是定穴区中的点、线、沟。

第一节 定 部 位

一、耳廓前面解剖部位名称

见图 3-1。

1. 耳轮

耳廓外缘向前卷曲的部分。

2. 耳轮尾

耳轮的末端较为平坦的部分。

3. 耳轮结节

耳轮后上方稍微肥厚的结节状突起的部分。

4. 耳轮脚

耳轮伸入到耳腔横行隆起的部分。

5. 对耳轮

以耳舟为轴，与耳轮相对的隆起部分。

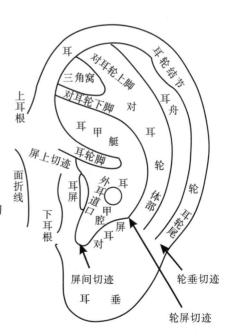

图 3-1 耳廓前面解剖部位名称示意图

6. 对耳轮体部

对耳轮上、下脚以下的主体部分。

7. 对耳轮上脚

对耳轮体上端交叉的上支。

8. 对耳轮下脚

对耳轮体上端交叉的下支。

9. 三角窝

对耳轮上、下脚与耳轮之间围成的三角形凹窝。

10. 耳舟

耳轮与对耳轮之间的凹沟，又称舟状沟。

11. 耳甲

对耳屏和弧形的对耳轮体部及对耳轮下脚下缘围成的凹窝。

12. 耳甲艇

耳轮脚以上的耳甲部分。

13. 耳甲腔

耳轮脚以下的耳腔部分。

14. 外耳道口

在耳甲腔内，为耳屏所遮盖的孔窍。

15. 耳屏

耳廓前面的瓣状突出为外耳道口的屏障，又称耳珠。

16. 对耳屏

耳垂上部，与耳屏相对的瓣状突出，也为外耳道口的屏障。

17. 耳垂

耳廓最下部没有软骨的皮垂部分。

18. 屏上切迹

耳屏上缘与耳轮脚之间的凹陷。

19. 屏间切迹

耳屏与对耳屏之间的凹陷。

20. 轮屏切迹

对耳轮与对耳屏之间的凹陷。

21. 轮垂切迹

耳轮尾与耳垂之间的凹陷。

22. 上耳根

耳廓上缘与头皮附着处。

23. 下耳根

耳垂与面部附着处。

24. 面折线

耳廓与颜面之间的折线。

二、耳廓背面解剖部位名称

耳廓背面解剖部位名称是按照耳前名称而来，为表达确切之意，将它分为"背面线区"和"背面面、沟、隆起"两个部分。

（一）耳廓"背面线区"

见图 3-2。

1. 两条纵线

（1）中纵线：从上脚背沟沿着对耳轮体部背沟至对耳屏背沟之纵线，称为"中纵线"。

（2）内纵线：从上耳根沿着耳背与头皮接壤处至下耳根之纵线，称为"内纵线"。

2. 两个纵区

（1）外纵区：从中纵线至耳背外、上、下三侧边缘之间的区域，为"外纵区"。

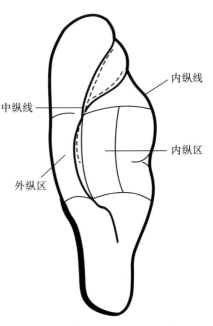

图 3-2 耳廓"背面线区"示意图

23

（2）内纵区：从中纵线至内纵线之间的区域，叫"内纵区"。

（二）耳廓"背面面、沟、隆起"

见图3-3。

1. 外纵区

三个面和一个隆起。

（1）耳轮背面：耳轮的外侧面。

（2）耳轮尾背面：耳舟隆起下缘与耳垂背面之间的平坦部分。

（3）耳垂背面：耳垂背面的平坦部分。

（4）耳舟背隆起：耳舟的背面。

2. 内纵区

一条纵沟、四条横沟和三个隆起。

（1）一条纵沟：对耳轮体部背沟，对耳轮体部相对应的耳背纵行凹沟。

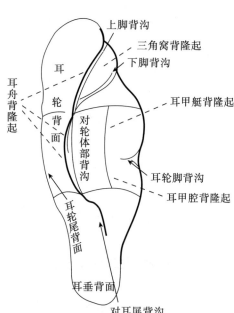

图3-3　耳廓"背面面、沟、隆起"示意图

（2）四条横沟

①上脚背沟：对耳轮上脚相对应的耳背凹沟。

②下脚背沟：对耳轮下脚相对应的耳背凹沟。

③耳轮脚背沟：耳轮脚相对应的耳背凹沟。

④对耳屏背沟：对耳屏相对应的耳背凹沟。

（3）三个隆起

①三角窝背隆起：三角窝的背面，即上脚背沟、下脚背沟与内纵线之间的区域。

②耳甲艇背隆起：耳甲艇的背面，即下脚背沟与耳轮脚背沟及中纵线与内纵线之间的区域。

③耳甲腔背隆起：耳甲腔的背面，即耳轮脚背沟与对耳屏后沟及中纵线与内纵线之间的区域。

第二节 定 穴 区

定穴区是指某穴位置在解剖部位中的穴区范围，也就是说标准耳穴的定位与主治。所谓"标准耳穴"，是指 2008 年 4 月 23 日，由中华人民共和国国家质量监督检验检疫总局与中国国家标准化管理委员会联合发布的《耳穴名称与定位》（GB/T13734-2008），计有耳穴 93 个，简称"标准耳穴"，见图 3-4。

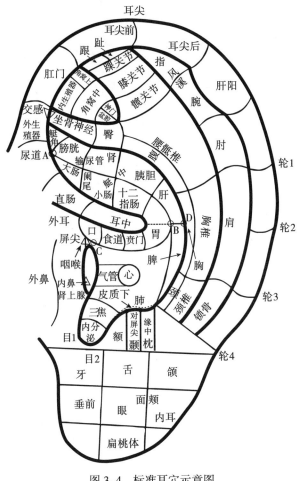

图 3-4　标准耳穴示意图

一、耳轮11穴

见图 3-5 和表 3-1。

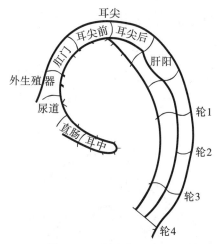

图 3-5　耳轮穴位示意图

表 3-1　耳轮 11 穴的定位与主治归纳表

穴　名	定　位	主　治
耳中	耳轮脚起始部至耳轮脚消失处	呃逆、呕吐、遗尿、失禁、荨麻疹、皮肤出血、皮肤瘙痒症
直肠	与大肠穴同水平的耳轮中央	便秘、腹泻、脱肛、痔疮、慢性结肠炎
尿道	与膀胱穴同水平的耳轮中央	尿频、尿急、尿痛、尿潴留
外生殖器	与交感穴同水平的耳轮中央	睾丸炎、附睾炎、外阴瘙痒症、性功能低下
肛门	与对耳轮上脚前缘相对应的耳轮中央	痔疮、肛裂
耳尖	与对耳轮上脚后缘相对应的耳轮顶端	发热、高血压、急性结膜炎、睑腺炎等热、顽、痛、瘀、痒症
肝阳	耳轮结节处	头晕、头痛、高血压
轮1	耳轮结节下缘的耳轮边缘	扁桃体炎、上呼吸道感染
轮4	耳垂切迹的耳轮边缘	同轮 1，体虚者常取之
轮2	轮 1 与轮 4 之间上 1/3 的耳轮边缘	同轮 1
轮3	轮 1 与轮 4 之间下 1/3 的耳轮边缘	同轮 1

二、耳舟 6 穴

见图 3-6 和表 3-2。

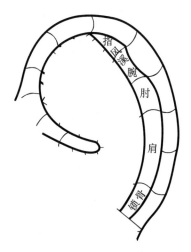

图 3-6　耳舟穴位示意图

表 3-2　耳舟 6 穴的定位与主治归纳表

穴　名	定　位	主　治
指	将耳舟分为六个分区,自上而下,第一个分区	甲沟炎、手指疼痛和麻木
腕	第二个分区	腕部疼痛
肘	第三个分区	肱骨外上髁炎、肘部疼痛
肩	第四、五个分区	肩关节周围炎、肩部疼痛
锁骨	第六个分区	肩关节周围炎
风溪	指、腕二穴之间	荨麻疹、皮肤瘙痒症、过敏性鼻炎等过敏性疾病

三、对耳轮 14 穴

见图 3-7 和表 3-3。

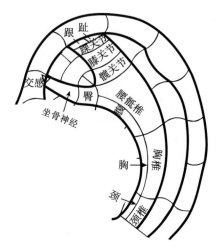

图 3-7　对耳轮穴位示意图

表 3-3　对耳轮 14 穴的定位与主治归纳表

穴　名	定　位	主　治
颈椎	对耳轮体部下 1/5 区	落枕、颈椎综合征
胸椎	对耳轮体部中 2/5 区	胸痛、经前乳房胀痛、乳腺炎、产后泌乳不足
腰骶椎	对耳轮体部上 2/5 区	腰骶部疼痛
颈	颈椎前侧至耳甲腔缘	落枕、颈项肿痛
胸	胸椎前侧至耳甲腔缘	胸胁痛、胸闷、带状疱疹、乳腺炎、乳腺增生等
腹	腰骶椎前侧至耳甲腔缘	腹痛、腹胀、腹泻、腰扭伤
髋关节	对耳轮上脚下 1/3 处	髋关节疼痛、坐骨神经痛
膝关节	对耳轮上脚中 1/3 处	膝关节肿痛
踝关节	对耳轮上脚上 1/3 的下 1/2 处	踝关节扭伤
跟	对耳轮上脚上 1/3 的上 1/2 的前 1/2 处	足跟痛
趾	对耳轮上脚上 1/3 的上 1/2 的后 1/2 处	甲沟炎、趾部疼痛
臀	对耳轮下脚后 1/3 处	坐骨神经痛、臀筋膜炎
坐骨神经	对耳轮下脚中前 2/3 处	坐骨神经痛、下肢麻木、乏力、瘫痪等
交感	对耳轮下脚的前端与耳轮交界处	内脏绞痛、胃肠道痉挛、胆石症、泌尿系统结石、胃及十二指肠溃疡、支气管哮喘、血栓闭塞性脉管炎、静脉炎、汗多、涎多、胃酸多、胃灼热感及脂溢性脱发和皮炎

四、三角窝 5 穴

见图 3-8 和表 3-4。

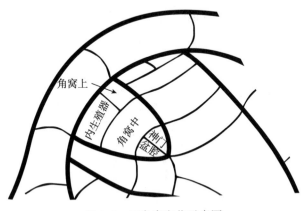

图 3-8 三角窝穴位示意图

表 3-4 三角窝 5 穴的定位与主治归纳表

穴 名	定 位	主 治
内生殖器	三角窝前 1/3 的下 2/3 处	痛经、月经不调、带多、功血、遗精、早泄
角窝上	三角窝前 1/3 的上 1/3 处	高血压
角窝中	三角窝中 1/3 处	咳嗽、哮喘
神门	三角窝外 1/3 的上 1/2 处	失眠、多梦、痛症、戒断综合征
盆腔	三角窝外 1/3 的下 1/2 处	盆腔炎、腰骶部疼痛、下腹痛

五、耳轮脚周围 9 穴

见图 3-9。

耳轮脚周围的范围有多大？我们先设定 A、B、C、D 四个点，画成 AB 与 BC 两条弧线。

A 点：在耳轮内侧缘，即耳轮与耳轮脚之间上缘至对耳轮下脚下缘之间的中上 1/3 交界处。

D 点：在耳甲内，由耳轮脚消失处向外做一水平线，与对耳轮耳甲缘相交处。

B 点：在耳轮脚消失处与 D 点连线的中外 2/3 与 1/3 交界处。

C 点：在外耳道口后缘向耳轮脚下缘做一垂线的上 1/4 与下 3/4 交界处。

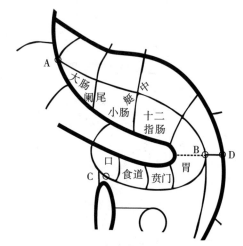

图 3-9　耳轮脚周围穴位示意图

AB 弧线：A 与 B 沿着对耳轮下脚下缘的弧度做一条弧线，这一条弧线称为耳甲艇弧线，简称 AB 弧线。

BC 弧线：B 与 C 沿着耳轮脚下缘的弧度做一条弧线，这一弧线称耳甲腔弧线，简称 BC 弧线。

AB 与 BC 两条弧线之间的区域，叫作耳轮脚周围的范围，耳轮脚周围穴位的功用相当于消化道。详见表 3-5。

表 3-5　耳轮脚周围 9 穴的定位与主治归纳表

穴　名	定　位	主　治
口	耳轮脚下方前 1/3 处	面瘫、口腔炎、胆囊炎、胆石症、戒断综合征
食道	耳轮脚下方中 1/3 处	食道炎、食道痉挛、癔球症
贲门	耳轮脚下方后 1/3 处	贲门痉挛、神经性呕吐
十二指肠	耳轮脚上方后 1/3 处	十二指肠溃疡、胆囊炎、胆石症、幽门痉挛、腹泻、腹胀
小肠	耳轮脚上方中 1/3 处	消化不良、腹痛、心动过速、心律不齐
大肠	耳轮脚上方前 1/3 处	腹泻、便秘、咳嗽、痤疮
阑尾	大、小肠两穴之间	单纯性阑尾炎、腹泻
艇中	耳甲艇中央偏小肠处	腹痛、腹胀、胆道蛔虫病、腮腺炎
胃	耳轮脚消失处与 AB、BC 弧线之间的区域	胃痉挛、胃炎、胃溃疡、消化不良、失眠、牙痛

六、耳甲艇6穴

见图 3-10 和表 3-6。

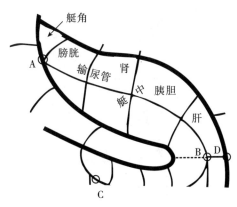

图 3-10 耳甲艇穴位示意图

表 3-6 耳甲艇 6 穴的定位与主治归纳表

穴 名	定 位	主 治
艇角	耳甲艇前上角	尿道炎、前列腺炎
膀胱	对耳轮下脚中 1/3 处直下与 AB 弧线相交叉之间的区域	膀胱炎、遗尿症、尿潴留、腰痛、坐骨神经痛、后头痛
肾	对耳轮下脚后 1/3 直下与 AB 弧线相交叉之间的区域	腰痛、耳鸣、神经衰弱、肾盂肾炎、哮喘、遗尿症、月经不调、遗精、早泄
输尿管	肾与膀胱两穴之间	输尿管结石绞痛
胰胆	BD 线与肾穴之间的上 1/2 之区域	胆囊炎、胆石症、胆道蛔虫病、偏头痛、带状疱疹、中耳炎、耳鸣、听力减退、急性胰腺炎
肝	BD 线与肾穴之间的下 1/2 之区域	胁痛、眩晕、经前期紧张症、月经不调、更年期综合征、高血压、假性近视、单纯性青光眼

七、耳甲腔 6 穴

见图 3-11 和表 3-7。

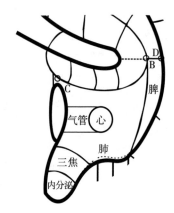

图 3-11　耳甲腔穴意图

表 3-7　耳甲腔 6 穴的定位与主治归纳表

穴 名	定 位	主 治
心	以耳甲腔中央凹陷处为圆心，以圆心与 BC 线之间的垂线 1/2 为半径，作个圆圈的区域	心动过速、心律不齐、心绞痛、无脉症、神经衰弱、癔病、口舌生疮
肺	心穴上、下、外三侧周围的区域	哮喘、胸闷、声音嘶哑、痤疮、皮肤瘙痒、荨麻疹、扁平疣、便秘、戒断综合征
气管	心穴与外耳道口后缘外侧 0.2 厘米处之间的区域	哮喘
脾	BD 线与轮屏切迹之间的区域	腹胀、腹泻、便秘、食欲不振、功血、带多、内耳眩晕症
三焦	对耳屏尖端在耳甲腔的投影点，此点与外耳道口下缘做一连线，此线与屏间切迹之间的区域称屏底区。屏底区上 1/2 为三焦	面瘫、面肌痉挛、牙痛、语言障碍、耳鸣耳聋、上肢外侧疼痛
内分泌	屏底区下 1/2 处为内分泌	甲亢、痤疮、糖尿病、尿崩症、痛经、月经不调、更年期综合征等

八、耳屏 6 穴

见图 3-12 和表 3-8。

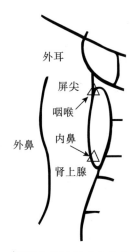

图 3-12　耳屏穴位示图（△ 为内侧耳穴）

表 3-8　耳屏 6 穴的定位与主治归纳表

穴　名	定　位	主　治
屏尖	耳屏上部隆起的尖端	发热、牙痛、咽炎、鼻炎、糖尿病
肾上腺	耳屏下部隆起的尖端	低血压、哮喘、腮腺炎、肥胖症、链霉素中毒性眩晕
咽喉（上屏）	耳屏内侧的上 1/2 处	声音嘶哑、咽喉炎、扁桃体炎
内鼻（下屏）	耳屏内侧的下 1/2 处	鼻炎、副鼻窦炎、鼻衄
外鼻	屏尖与肾上腺连线为底边，作等腰三角形，其顶点落在面折线上，此点为穴	过敏性鼻炎、前额头痛
外耳	屏上切迹前方近耳轮凹陷处	外耳道炎、中耳炎、耳鸣

九、对耳屏 6 穴

见图 3-13 和表 3-9。

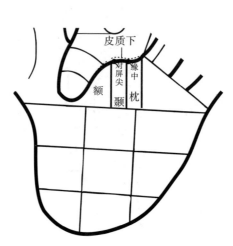

图 3-13 对耳屏穴位示意图

表 3-9　对耳屏 6 穴的定位与主治归纳表

穴　名	定　位	主　治
对屏尖	对耳屏的尖端	哮喘、腮腺炎、皮肤瘙痒、睾丸炎、附睾丸炎
缘中	对屏尖与轮屏切迹连线中点	遗尿、性功能低下、眩晕症
额	对耳屏外侧面的前 1/3 处下方	头晕、头昏、失眠、多梦、嗜睡
颞	对耳屏外侧面的中 1/3 处下方	耳鸣、听力下降、偏头痛、嗜睡
枕	对耳屏外侧面的后 1/3 处下方	头晕、头痛、哮喘、神经衰弱
皮质下	对耳屏内侧面	顽固性痛经、神经衰弱、内脏下垂、假性近视

十、耳垂 10 穴

见图 3-14 和表 3-10。

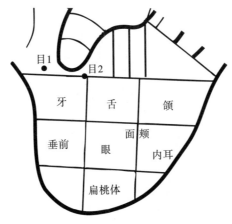

图 3-14　耳垂穴位示意图

表 3-10　耳垂 10 穴的定位与主治归纳表

穴　名	定　位	主　治
目 1（屏间前）	屏间切迹前下方	假性近视、青光眼
目 2（屏间后）	屏间切迹后下方	假性近视、屈光不正、散光
牙（1 区）	从屏间切迹软骨下缘至耳垂下缘划三条等距离的水平线，再在第二条水平线上引两条等距离的垂线。自前而后，由上面下，把耳垂分为九个区	牙痛、牙周炎、低血压
舌（2 区）		舌炎、口腔炎
颌（3 区）		牙痛、颞颌关节功能紊乱
垂前（4 区）		神经衰弱、牙痛
眼（5 区）		急性结膜炎、电光性眼炎、睑腺炎、假性近视
内耳（6 区）		耳鸣、听力减退、内耳眩晕症
扁桃体（8 区）		咽炎、扁桃体炎
面颊区（5 区与 6 区之间）		周围性面瘫、三叉神经痛、痤疮、扁平疣、黄褐斑

十一、耳背 7 穴

见图 3-15、表 3-11 和表 3-12。

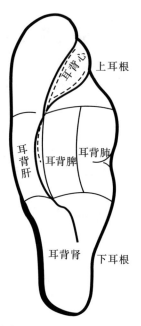

图 3-15　耳背穴位示意图

（一）内纵线

表 3-11　耳背内纵线 2 穴的定位与主治归纳表

穴 名	定 位	主 治
上耳根	耳廓最上缘与头皮相接处	各种瘫痪、疼痛、鼻衄
下耳根	耳垂背面与面颊交界处	低血压

（二）内纵区

表 3-12　耳背内纵区 5 穴的定位与主治归纳表

穴 名	定 位	主 治
耳背心	三角窝背隆起中央，神门区相对应的耳背处	心悸、失眠、多梦、头痛、高血压
耳背肾	对耳屏背沟中央，睾丸 1 相对应的耳背处	头痛、头晕、神经衰弱、忧郁、焦虑、紧张、过敏
耳背脾	耳轮脚背沟中央，胃区相对应的耳背处	胃痛、食欲不振、消化不良、胃及十二指肠球部溃疡
耳背肺	耳背脾的内侧，肺区相对应的耳背处	咳嗽、气喘、哮喘、皮肤瘙痒
耳背肝	耳背脾的外侧，肝区相对应的耳背处	胁痛、胆囊炎、胆石症

第三节　定点、线、沟

　　定点、线、沟，是指穴区中点、线、沟的具体位置，也就是经验耳穴的定位与主治。所谓"经验耳穴"是指临床验证确有良效，而标准耳穴中未有命名的耳穴。犹如体穴中的经外奇穴，本书共收集 171 个。见图 3-16、图 3-17 和图 3-27。

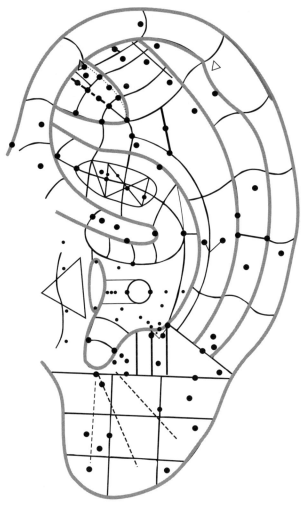

图 3-16　耳前经验耳穴示意图（外侧）

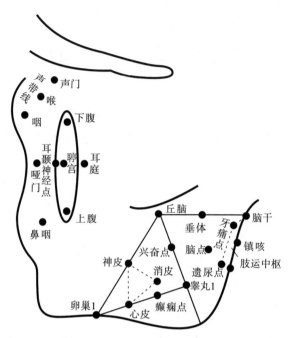

图 3-17　对耳屏内侧经验耳穴图

一、耳轮 16 穴点

见图 3-18 和表 3-13。

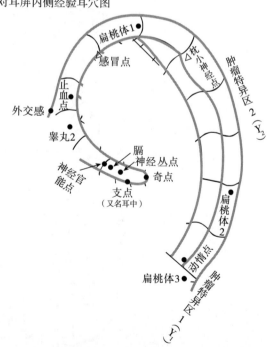

图 3-18　耳轮经验耳穴示意图（△为内侧耳穴）

表 3-13 耳轮 16 穴点的定位与主治归纳表

穴 名	定 位	主 治
神经官能点	耳轮与耳轮脚之间凹陷中点	各种神经官能症
膈	外耳道口直上的耳轮脚起始部凸起处中央	呃逆、血液病、皮肤病、咳嗽、内脏出血等
神经丛点	耳轮脚中央段小凸起处	胃痉挛、溃疡病、吞气性疼痛
支点 （又名耳中）	膀胱与缘中连线中点，即耳轮脚中点下缘处（国外称零点，也是迷走神经刺激点）	内脏痉挛疼痛、躯体疼痛、呃逆、嗳气、皮肤瘙痒、遗尿、尿频、咯血、白细胞减少、紫癜、偏头痛、水肿、糖尿病
奇点	耳轮脚消失处，胃区前缘	神经痛、高血压、忧郁症、上肢痉挛
睾丸 2	尿道与外生殖器之间的耳轮处	性功能障碍、神经衰弱、睾丸炎、附睾炎、阴囊湿疹
外交感	与交感穴、外生殖器穴同水平的面折线上	偏头痛等痛症
止血点	交感外上方偏耳轮处	鼻衄等各种出血
感冒点	对耳轮上脚前缘稍前方之耳轮内侧缘与耳轮交界处	伤风感冒
扁桃体 1	耳尖穴外侧，耳轮正面	急性扁桃体炎
扁桃体 2	扁桃体 1 与扁桃体（8 区）之间的耳轮弧线中点，耳轮正面	急性扁桃体炎
扁桃体 3	扁桃体 2 与扁桃体（8 区）之间的耳轮弧线中点，耳轮正面	急性扁桃体炎
枕小神经点	耳轮结节上缘 0.2 厘米处之内侧面，也是耳轮结节起始部内侧	脑血管痉挛、外伤、动脉硬化、神经官能症、头面及半身麻木、后头痛、耳廓痛、颈椎病、头部麻木、四肢末端麻木、末梢循环不良等
动情点	耳轮尾消失处内侧缘	性欲冷淡、性功能低下、阳痿等
肿瘤特异区 1 （简称 Y_1）	轮 4 与扁桃体穴之间的弧线边缘	肿瘤诊断与止痛
肿瘤特异区 2 （简称 Y_2）	风溪穴同水平的耳轮与轮 2 之间的弧线边缘	肿瘤诊断与止痛

二、耳舟 10 穴点

见图 3-19 和表 3-14。

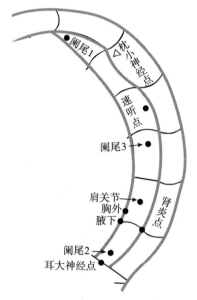

图 3-19 耳舟经验耳穴示意图（△为内侧耳穴）

表 3-14 耳舟 10 穴点的定位与主治归纳表

穴　名	定　位	主　治
肩关节	肩穴中央，也是肩与锁骨连线中点	肩周炎、肩关节挫伤
胸外	肩关节上方 0.2 厘米近对耳轮边缘处	胆石症、胸胁痛
腋下	肩关节与锁骨连线中点内侧，近对耳轮边缘处	局部疾病、肩周炎、肩关节抬举困难
肾炎点	肩关节与锁骨连线中点外侧，近耳轮边缘处	肾炎以及肾炎的诊断
阑尾 1	指穴上方，耳舟顶端	急慢性阑尾炎、过敏性结肠炎
阑尾 2	锁骨穴下方 0.2 厘米处	急慢性阑尾炎、过敏性结肠炎
阑尾 3	阑尾 1 与阑尾 2 连线中点	急慢性阑尾炎、过敏性结肠炎
风湿线	指穴与锁骨穴的连线	风湿痛、肩周炎、全身酸痛
耳大神经点	颈椎至锁骨为底边，向下做等边三角形的顶点	肩颈综合征、耳廓痛、颈椎病、落枕、肩周炎、肩背肌纤维炎、上肢麻木等
速听点	肘穴外侧，近耳轮的内侧缘	听力减退、耳聋

三、对耳轮16穴点

见图 3-20 和表 3-15。

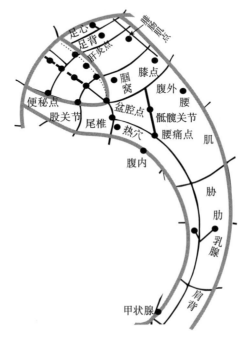

图 3-20　对耳轮经验穴位示意图

表 3-15　对耳轮 16 穴点的定位与主治归纳表

穴　名	定　位	主　治
肩背	颈椎至对耳轮外侧缘，近耳舟处	肩背疼痛、肌纤维炎、颈椎病、颈肩综合征
胁肋	胸椎至对耳轮外侧缘，近耳舟处	胁肋疼痛
腰肌	腰骶椎至对耳轮外侧缘，近耳舟处	腰部疼痛、腰肌劳损
腰痛点	骶椎与腰椎连线中点，即对耳轮最高处	腰痛
骶髋关节	骶椎与髋关节连线中点	局部疾患
膝点	与对耳轮下脚上缘同水平的外侧缘	局部疾患
腓肠肌点	趾与膝点连线中点	腓肠肌痉挛、疼痛
足心	趾与跟连线中点	局部疾患
足背	趾与踝连线中点	局部疾患

穴 名	定 位	主 治
腘窝	髋关节与神门点连线中点	局部疾患
腹外	腰肌穴外侧中央	诊断结石症
腹内	腰骶椎内侧，近耳腔缘的中点，也是对耳轮下脚下缘同水平的对耳轮上	胆、肾结石绞痛
尾椎	对耳轮上、下脚分叉处，三角窝外侧角外缘	局部疾患
热穴	尾椎与腹（内）连线中点	无脉症、脉管炎、静脉炎、急性腰扭伤、功能性低热
乳腺	胸椎中段6~7椎与胸穴连线中点为对侧乳腺，与胁肋连线中点为同侧乳腺	乳腺炎、乳汁少、乳腺小叶增生
甲状腺	颈穴与脑干之间	甲状腺功能亢进或减退、甲状腺瘤

四、三角窝12穴点

见图 3-21 和表 3-16。

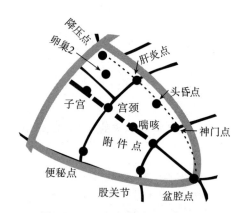

图 3-21　三角窝经验耳穴示意图

表 3-16　三角窝 12 穴点的定位与主治归纳表

穴 名	定 位	主 治
子宫	三角窝内侧中点的凹陷处	妇科、产科诸病、前列腺炎、遗精、早泄、阳痿
盆腔点	对耳轮上、下脚分叉处的内侧缘	盆腔炎、痛经、前列腺炎

续表

穴 名	定 位	主 治
宫颈	子宫与盆腔点连线中内 1/3 处	宫颈糜烂、带下、宫颈炎
喘咳	子宫与盆腔点连线中点	气短、咳嗽、哮喘、肺气肿
附件点	子宫与盆腔点连线中外 1/3 处	附件炎、不孕症、月经不调、功血
卵巢 2	子宫外上、外下方各 0.2 厘米处，上为对侧卵巢，下为同侧卵巢	卵巢炎、输卵管炎、不孕症、月经不调、功血
降压点	角窝上穴上缘，对耳轮上脚末端下缘	高血压、头昏、头痛等
肝炎点	降压点与盆腔点连成弧线的中内 1/3 处	肝炎、肠胃病、胸胁胀痛、肝功能异常、胆道感染
头昏点	降压点与盆腔点弧线中点	头昏、疲倦乏力
神门点（神穴）	降压点与盆腔点连成弧线的中外 1/3 处	失眠、多梦、疼痛、腹泻、喘咳、戒断综合征
股关节（腹股沟）	对耳轮下脚上缘外 1/3 处	股、髋、臀、骶、髋关节痛、腹股沟斜疝、精索静脉曲张
便秘点	对耳轮下脚上缘中内 1/3 处	便秘、结肠炎等

五、耳甲艇 12 穴点

见图 3-22 和表 3-17。

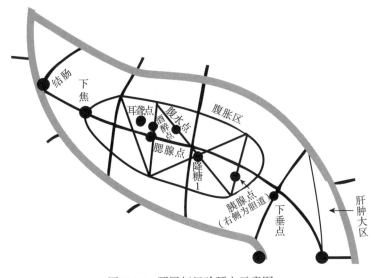

图 3-22 耳甲艇经验耳穴示意图

表 3–17 耳甲艇 12 穴点的定位与主治归纳表

穴 名	定 位	主 治
下垂点	十二指肠穴外上方偏胃处	内脏下垂
胆道	右十二指肠与胰胆连线中下 1/3 处	胆道疾患
胰腺点	左十二指肠与胰胆连线中下 1/3 处	糖尿病、消化不良
腹水点	十二指肠与肾连线中上 2/3 处	腹水
降糖 1	小肠与胰胆连线中点	糖尿病
酒醉点	小肠与肾连线中上 2/3 处	醉酒、酒精中毒、腹痛、腹胀
腮腺点	小肠与肾连线中点处	腮腺炎
耳聋点	小肠与肾、输尿管三穴之间	神经性耳聋、老年性耳聋
腹胀区	以艇中为中心，十二指肠、小肠、大肠、膀胱、肾、输尿管、胰胆 7 个穴位之间的区域	腹胀
肝肿大区	在肋缘下内侧，胃区外侧与 BD 线之间的区域	肝肿大、脂肪肝、肝癌
结肠	大肠、膀胱、艇角 3 个穴位之间	过敏性肠炎、慢性结肠炎、结肠息肉、便血
下焦（少腹）	膀胱与大肠穴之间中点	泌尿、生殖系统疾病引起小腹下坠胀痛、下腹痛

六、耳甲腔 19 穴点

见图 3–23 和表 3–18。

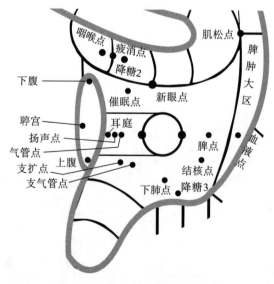

图 3–23 耳甲腔经验耳穴示意图

表 3-18　耳甲腔 19 穴点的定位与主治归纳表

穴 名	定 位	主 治
咽喉点	口与食道连线中前 1/3 处	咽喉疾患
疲消点	口与食道连线中点	疲劳乏力
降糖 2	口与食道连线中后 1/3 处	糖尿病
降糖 3	心穴与缘中线中上 2/3 处	糖尿病
肺点	心区内、外之中点，分别称为内肺点、外肺点；肺区边缘上、下两点为别称上肺点、下肺点	哮喘、胸闷、声音嘶哑、痤疮、皮肤瘙痒、荨麻疹、扁平疣、便秘、戒断综合征
结核点	心与下肺点连线为底边，向外做等边三角形之顶点	结核病、咳嗽、胸膜炎、皮肤病
催眠点	心与口穴连线中点	失眠、神经衰弱
耳庭	外耳道口后缘外侧 0.2 厘米处，刚好落在心穴的水平线上	耳鸣、耳聋
气管点	内肺与耳庭连线中点	咳嗽、气喘、便秘、皮肤病
血液点	在心穴水平线上的脾穴中央	各种血液病
支气管点	下肺点与气管点弧线之中点	气管炎、支气管扩张、牙龈出血
支扩点	下肺点与气管点连线之中上 1/3 处，向三焦方向移 0.2 厘米	气管炎、支气管扩张、牙龈出血
上腹	外耳道口下缘处	内脏痉挛疼痛、耳鸣、耳聋
下腹	外耳道口上缘处	内脏痉挛疼痛、耳鸣、耳聋
扬声点	耳庭与气管点连线中点	声音嘶哑
脾点	将心的水平线延长至颈穴内侧缘，脾点在心的水平线上，与心的距离等于心至气管点的距离	食入难消、贫血、消瘦、功血、失眠、多梦
肌松点	肝、脾、胃 3 穴之中间	肌肉紧张
脾肿大区	在肋缘下内侧，与 BD 线及 B 至脑干之间的区域	脾虚、脾肿大、巨脾症
新眼点	食道、贲门、肺 3 穴之间	屈光不正、眼底疾患

七、耳屏 12 穴点

见图 3-24 和表 3-19。

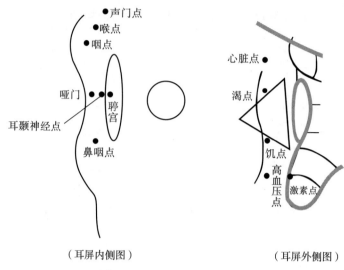

（耳屏内侧图）　　　　　　　　　（耳屏外侧图）

图 3-24　耳屏经验耳穴示意图

表 3-19　耳屏 12 穴点的定位与主治归纳表

穴　名	定　位	主　治
渴点	外鼻与屏尖连线中点稍上方	糖尿病、尿崩症、神经性多饮症
饥点	外鼻与肾上腺连线中点稍下方	肥胖症、甲亢、糖尿病及其他善饥症、腹泻、腹胀、纳少等症
心脏点	渴点与外耳连线中点	心动过速、房颤、心律不齐
高血压点	肾上腺与目 1（屏间前）连线中点之前方与饥点纵线交叉处	高血压、头昏、头痛、冠心病
声门点	耳屏内侧面最上方，外耳道口前纵线上	声带麻痹、声音嘶哑
咽点	耳屏内侧面上方中点，即屏尖的内侧	急、慢性咽炎
喉点	声门点与咽点之间	喉炎、喉头结核、喉返神经受损
哑门	内鼻与咽喉连线中点	失语、失音
聤宫	外耳道口前缘入耳道内 0.2 厘米处	颈项强痛、牙痛、耳鸣、耳聋
耳颞神经点	哑门与聤宫连线中点	神经衰弱、头晕、鼻咽部疾病、耳廓痛、耳前痛、外耳道口周围痛、三叉神经痛、偏头痛
激素点	内鼻、内分泌与三焦穴之间	风湿、过敏、炎症、休克、妇科病、慢性转氨酶增高和牙痛
鼻咽点	外耳道口下缘与内鼻连线中点	鼻咽炎、鼻液倒流、睡眠打鼾、呼吸暂停综合征

八、对耳屏 27 穴点

见图 3-25 和表 3-20。

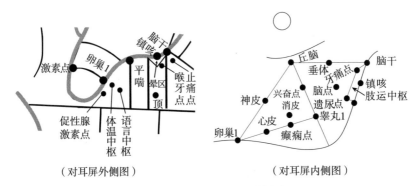

图 3-25　对耳屏经验耳穴图

表 3-20　对耳屏 27 穴点的定位与主治归纳表

穴　名	定　位	主　治
脑干	轮屏切迹处	中风抽搐、脑震荡后遗症、大脑发育不全、功能性低热、小儿高热、干咳、气管炎、小儿抽动症、面肌痉挛、神经官能症等
牙痛点	脑干内下方 0.2 厘米偏前处	牙痛、牙周炎等
镇咳	脑干与缘中连线中点	各种咳嗽
遗尿点	缘中内侧 0.2 厘米处	遗尿、尿频
肢运中枢	脑干、缘中、镇咳、遗尿点与牙痛点 5 穴之间的区域	肢体瘫痪、肌肉萎缩、遗尿、尿频
喉牙	脑干外下方 0.2 厘米偏前处，与牙痛点相对	牙痛、咽喉痛
平喘	对屏尖外下方 0.2 厘米处	咳哮、气升、胸闷、过敏性瘙痒
晕点	平喘与颈椎连线中点	脑病眩晕、晕车、晕船、晕飞机
顶	枕穴前下方 0.25 厘米处	巅顶痛、全头痛、眩晕
晕区	缘中与枕穴连线中点，此点与脑干、缘中 3 穴之间的三角形凹窝	眩晕、神经性头痛等
神经衰弱区（简称"神衰区"）	枕、顶与颈椎 3 穴之间的区域	失眠、迟睡、入睡慢、神经衰弱

续表

穴　名	定　位	主　治
止痛点	枕与颈穴连线中点	腹痛、颈椎病等
丘脑	对屏尖内侧直下与耳甲腔边缘交叉处	肥胖、嗜睡、水肿、内分泌及自主神经功能紊乱、月经病、神经衰弱、性功能紊乱
睾丸1（精穴）	对屏尖与丘脑连线中上1/3处	睾丸炎、附睾丸炎、前列腺炎、性功能低下、阳痿、不孕症
兴奋点	对屏尖与丘脑连线中下1/3处	嗜睡、肥胖、夜尿、性功能低下、心动过缓、低血压、甲状腺功能减退、阳痿、闭经
卵巢1（生殖要穴）	对屏尖与屏间切迹中点连线前3/4之内侧缘	附件炎、更年期综合征、月经不调、闭经、功血、性功能低下、不孕症
癫痫点	卵巢1与睾丸1连线中后1/3处	癫痫、癔病
心皮（心血管系统皮质下）	卵巢1与睾丸1连线中前1/3处	高血压、冠心病、心律失常、大动脉炎、血栓闭塞性脉管炎
神皮（神经系统皮质下）	卵巢1与丘脑连线中点	大脑功能失调、疼痛、神经官能症、情绪不稳定、紧张、忧郁、焦虑等
消皮（消化系统皮质下）	心皮与神皮连线为底边向外做等边三角形之顶点	消化系统功能紊乱：消化不良、恶心呕吐、腹胀、腹泻、便秘、胃炎、胃及十二指肠溃疡、肝胆病等
垂体	缘中内侧直下与耳甲腔边缘的交叉点	肢端肥大症、尿崩症、产后宫缩乏力、性功能障碍、休克
脑点（脑源性疾病要穴）	缘中与垂体连线近中下1/3处	脑动脉硬化、供血不足、脑血栓后遗症、小脑共济失调、癫痫、帕金森病、小儿多动症、内分泌与生殖系统疾病、泌尿系统疾病、出血、功血、尿崩症
体温中枢	卵巢1与额之间前1/3处	调节体温
语言中枢	卵巢1与额之间后1/3处	失语症
促性腺激素点（简称"促性点"）	卵巢1与目2连线中点	月经不调、闭经、更年期综合征、不孕不育症、性功能低下、性冷淡、美容、保健、抗衰老
智齿	耳轮尾与下颌穴连线中点	智齿疾病
M型缺齿沟	缘中至上颌、缘中至下颌、脑干至下颌、脑干至智齿，连成M型线沟形	缺齿、龋齿、牙痛、牙周炎

九、耳垂15穴点

见图3-26和表3-21。

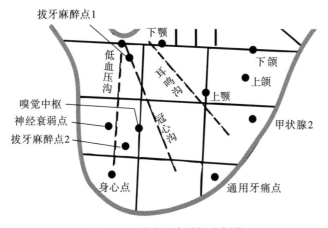

图 3-26 耳垂经验耳穴示意图

表 3-21 耳垂 15 穴点的定位与主治归纳表

穴 名	定 位	主 治
升压点	屏间切迹下方,目1、目2之间中点	低血压、头昏、头晕、神经衰弱
拔牙麻醉点 1	1 区外上角	拔牙麻醉
下颚	2 区上线内 1/3 处稍下方	三叉神经第二支痛、口腔溃疡
上颚	2 区外线下 3/4 处	三叉神经第三支痛、口腔溃疡
上颌	3 区中央	下牙龋齿、缺齿、牙周炎、下颌关节炎、颌下淋巴结炎
下颌(门齿)	3 区上线中点	门齿诸疾
神经衰弱点(简称"神衰点")	4 区中央	失眠、早醒、易醒、醒后难以再入睡
拔牙麻醉点 2	4 区外下角	拔牙麻醉
嗅觉中枢(简称"嗅中")	4 区与 5 区之间中点	嗅觉失灵
甲状腺 2	6 区外上角	甲状腺功能亢进或减退、扁桃体炎、咽喉炎
身心点	7 区中央	忧郁、焦虑、紧张
通用牙痛点	9 区中央	牙痛、牙周炎等
低血压沟	升压点至 7 区上方之线状凹沟	低血压、头昏、头晕、神经衰弱
冠心沟	升压点至扁桃体之线状凹沟	冠心病、心脑动脉供血不足
耳鸣沟	目 2 至内耳之线状凹沟	耳鸣、眩晕、神经衰弱

十、耳背32穴点

见图3-27、表3-22、表3-23、表3-24和表3-25。

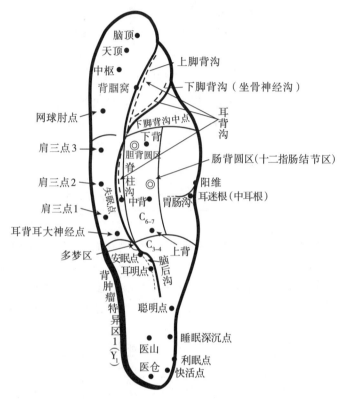

图 3-27 耳背经验耳穴示意总图

（一）内纵线穴位

表 3-22 耳背内纵线 2 穴点的定位与主治归纳表

穴 名	定 位	主 治
耳迷根 （中耳根）	内纵线与耳轮脚背沟交接处，即耳轮脚起始部同水平的相对应的耳背与乳突交界处	胆囊炎、胆石症、胆道蛔虫症、心动过速、胃炎、十二指肠球炎、溃疡、偏头痛
阳维	耳迷根穴略上，耳背与乳突交界之"弦筋"处	耳聋、耳鸣

（二）内纵区穴位

表 3-23　耳背内纵区 15 穴点的定位与主治归纳表

穴　名		定　位	主　治
耳背沟	上脚背沟	上脚背沟	髋、膝、踝、跟痛、腘窝痛、坐骨神经痛、腓肠肌痉挛
	坐骨神经沟	下脚背沟	坐骨神经痛、下肢麻木
	脊柱沟	对耳轮体部背沟	下 1/5 沟为颈椎病、颈肌紧张、肩背肌纤维组织炎、后头痛、手指麻木、刺痛 中 2/5 沟为胸椎结核、背肌劳损 上 2/5 沟为腰骶椎骨质增生、坐骨神经痛、椎间盘突出、韧带损伤、腰痛、酸楚
胃肠沟		耳轮脚背沟	急慢性胃肠炎、胃炎、十二指肠炎、溃疡、腹泻、便秘、肠功能紊乱
脑后沟		对耳屏背沟	头痛、头昏、头晕、神经衰弱、记忆力减退、老年痴呆症、脑震荡后遗症、脑动脉硬化、椎基底动脉供血不足、眼疾、视力减退、耳鸣、听力下降等
安眠点 （安静）		脑后沟后 1/3 处，枕与脑干穴连线中点相对应的耳背处	神经衰弱、失眠、抽搐、癫痫、功血
耳明点		脑后沟前 1/3 处，额穴相对应的耳背处	头昏、头晕、耳聋、耳鸣
背腘窝		上脚背沟中点偏外纵区、即腘窝穴相对应的耳背处	腰背痛、坐骨神经痛、肌肠肌痉挛、腘窝及膝关节深部疼痛
失眠穴		脊柱沟与胃肠沟交接处	顽固性失眠
上背		耳甲腔背隆起的最突起处	肩颈背部疼痛、脓疱疮、皮肤病等
下背		耳甲艇背隆起的最突起处	急性腰扭伤、腰腿痛、皮肤病
中背		上背、下背之间的耳轮脚背沟，即胃肠沟中央	背部疼痛、胃炎、胆囊炎、皮肤病等
胆背圆区		耳甲艇背隆起，胰胆区耳背对应处	急慢性胆囊炎、胆石症、胆汁反流性胃炎
肠背圆区 （十二指肠结节区）		耳甲艇背隆起，十二指肠区相对应处的耳背	触及结节确诊为十二指肠炎、十二指肠溃疡胃痛等病
多梦区		耳轮尾背面与对耳屏背沟之间，神经衰弱区相对应的耳背处	失眠、多梦、重复梦、癔病

（三）外纵区穴位

1. 耳舟背隆起

表 3-24　耳舟背隆起 8 穴点的定位与主治归纳表

穴　名	定　位	主　治
脑顶	耳舟背隆起最高点，指穴相对应的耳背处	头痛、神经衰弱
中枢	耳舟隆起，腕穴相对应的耳背处	神经衰弱
天顶	耳舟背隆起，脑顶与中枢之间	荨麻疹、上肢关节痛
网球肘点	耳舟背隆起，肘穴相对应的耳背处	网球肘炎、关节炎、上肢外侧疼痛
肩三点 3	肩穴相对应的耳背处	肩周炎、上肢不能抬举、外展
肩三点 2	肩关节穴相对应的耳背处	肩周炎、肩不能旋前、扭伤、挫伤
肩三点 1	锁骨穴相对应的耳背处	颈椎病、肩周炎、肩背痛
耳背耳大神经点	耳舟背隆起下缘，耳大神经点相对应的耳背处	肩颈综合征、颈椎病、肩关节痛、上臂痛、多发性纤维组织炎

2. 耳垂背面穴位

表 3-25　耳垂背面 7 穴点的定位与主治归纳表

穴　名	定　位	主　治
聪明点	耳垂背面内侧，牙穴相对应的耳背处	头晕、头重、前头痛、记忆力减退、低智儿、老年性痴呆症、脑动脉硬化、脑梗塞
睡眠深沉点	耳垂背面内侧，神经衰弱点相对应的耳背处	神经衰弱、睡眠浅、易醒、醒后不再入睡、早醒、多梦
快活点	耳垂背面内侧，身心点相对应的耳背处	神经衰弱、情绪不稳、忧郁、焦虑、紧张、过敏、倦怠无力
利眠点	耳垂背面内侧下缘，与面部皮肤交界处凹陷中	失眠、多梦
医山	耳垂背面中央，眼穴相对应的耳背处	神经衰弱、失眠、头晕、头昏、消化不良、腹胀、腹部不适
医仓	耳垂背面，医山直下边缘，扁桃体穴相对应的耳背处	神经衰弱、失眠、上呼吸道感染、急性扁桃体炎
背肿瘤特异区 1	耳轮尾背面与耳垂背面外侧缘，肿瘤特异区 1 相对应的耳背处	中晚期肿瘤疼痛

耳廓神经分布与耳穴区点关系综合示意图见书后彩图。

第四章

耳穴命名、主治与分类

第一节　耳穴命名与主治

　　一个面积仅有 7 厘米 ×4 厘米大小的耳廓，却遍布诊治全身或局部 200 多种病症的 200 多个穴位，常见的耳穴命名往往是主治病症的高度概括，穴位名称通常可以反映其诊治病症的范围。除相应部位穴位以外，一般分为五类。

（一）以脏腑名称来命名的耳穴

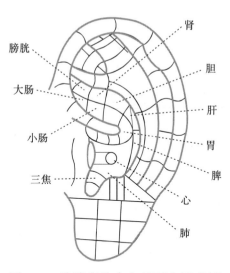

图 4-1　脏腑名称命名的耳穴示意图

　　肝、心、脾、肺、肾、胆、小肠、胃、大肠、膀胱、三焦 11 个穴位（图 4-1），都能诊治中医脏腑经络理论所能解释的疾病，也能治疗西医同名的内脏疾病，例如"胃穴"能诊治以下病症。

1. 胃腑本身的疾病

如急慢性胃炎、胃痉挛、胃溃疡等。

2. 胃功能紊乱的病症

胃具有纳食、消化、下气、降浊等功能，若紊乱后必定出现少食、不食、厌食或消谷善饥、胃部胀痛、嗳腐吞酸、口臭、口苦、恶心、呕吐、呃逆、大便秘结或腹泻恶臭等。

3. 足阳明胃经经气受阻或不足的病症

胃经循行线路是起于鼻旁，沿眼眶下缘进入上齿龈，环绕口唇，沿下颌角上行到前额。其分支从下颌部下行，沿咽喉进入锁骨窝，通过横膈，属于胃，络于脾；另一分支直达腹股沟，沿大腿前面，经胫骨外侧到达足背。根据"经络所通主治所在"，胃穴能治疗胃经线路上出现的病症。如眼疾、黑眼圈、鼻炎、颜面发黑、面肌痉挛、抽搐、面瘫、痤疮、色斑、唇炎、失眠、前额头痛、腮腺炎、落枕、乳腺炎、乳汁不畅、半身不遂等。

4. 经络互为络属、首尾相接、同名经的病症

足阳明胃经属胃络脾，互为表里，其"首"是大肠经，其"尾"是脾经，所以胃穴更能治疗脾脏、大肠等诸多病症。

5. 按照"五行学说"生克乘侮规律变化的病症

胃穴能治肝、胆、心、小肠、肺、肾、膀胱等有关脏腑的病症。

（二）以器官、肢体名称来命名的耳穴

如口、外鼻、内耳、外耳、内生殖器、外生殖器、咽喉、眼、扁桃体、肛门、颈椎、胸椎、腰骶椎、肘、腕、指、髋、膝、踝、跟、趾等（图4-2），都能治疗相关的组织器官、肢体的病症。

（三）以穴位性能来命名的耳穴

直接体现出穴位的主治。如：神门穴，具有镇静安神、降压、止泻功能，治疗烦躁、失眠、疼痛、瘙痒等方面疾病；风溪穴，具有祛风、止痒的性能，可治荨麻疹等过敏性疾病；内分泌穴，具有调节内分泌功能，能治疗月经不调、肥胖

症、更年期综合征；交感穴，具有解除内脏平滑肌痉挛、抑制腺体分泌功能，治疗内脏疾病的绞痛、结石、哮喘、胃炎、消化性溃疡、多汗症、流口涎、脂溢性皮炎、脂溢性脱发等病症。

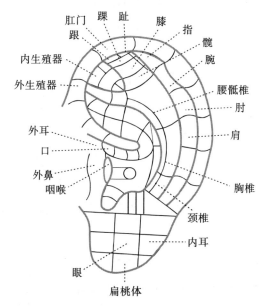

图 4-2 器官、肢体名称命名的耳穴示意图

（四）以神经名称或功能来命名的耳穴

诊治有关神经系统疾病要穴见图 4-3。

1. 耳颞神经点（三叉神经痛要穴），其定位与主治 （见 46 页）。

2. 迷走神经点（支点）（调节内脏要穴），其定位与主治 （见 39 页）。

3. 迷走神经、面神经和舌咽神经混合支（三焦穴），其定位与主治 （见 32 页）。

4. 耳大神经点（颈肩综合征要穴），其定位与主治 （见 40 页）。

5. 枕小神经点（肢端麻木要穴），其定位与主治 （见 39 页）。

6. 额（健脑要穴），其定位与主治 （见 34 页）。

7. 颞（助听、止鸣要穴），其定位与主治 （见 34 页）。

8. 枕（止晕要穴），其定位与主治 （见 34 页）。

9. 神门（安神要穴），其定位与主治 （见 29 页）。

10. 顶（巅顶痛要穴），其定位与主治 （见 47 页）。

11. 脑干（退热、安神要穴），其定位与主治 （见 47 页）。

12. 丘脑（调节生理功能要穴），其定位与主治 （见 48 页）。

13. 脑点（脑源性疾病要穴），其定位与主治 （见 48 页）。

14. 兴奋点（兴奋要穴），其定位与主治 （见 48 页）。

15. 皮质下（调节大脑皮层功能要穴），其定位与主治 （见 34 页）。

16. 神经衰弱点（简称"神衰点"）（早醒要穴），其定位与主治 （见 49 页）。

17. 神经衰弱区（简称"神衰区"）（迟睡要穴），其定位与主治 （见 47 页）。

18. 交感（解痉止痛、止酸、止汗要穴），其定位与主治 （见 28 页）。

19. 坐骨神经（坐骨神经痛要穴），其定位与主治 （见 28 页）。

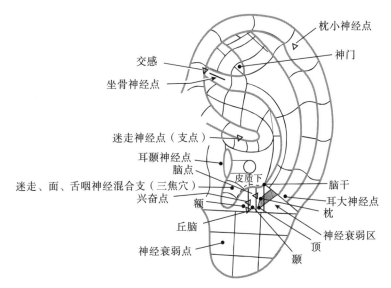

图 4-3 神经系统耳穴示意图（△为内侧耳穴）

（五）以内分泌名称来命名的耳穴

诊治有关内分泌系统疾病要穴见图 4-4。

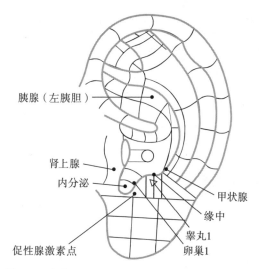

胰腺（左胰胆）

肾上腺

内分泌

甲状腺

缘中

睾丸1
卵巢1

促性腺激素点

图4-4　内分泌系统耳穴示意图（△为内侧耳穴）

1.内分泌（内分泌总代表），其定位与主治 （见32页）。

2.缘中（脑垂体疾病要穴），其定位与主治 （见34页）。

3.肾上腺（增强应激能力要穴），其定位与主治 （见33页）。

4.胰腺（增强消化要穴），其定位与主治 （见44页）。

5.甲状腺（促机体生长发育要穴），其定位与主治 （见42页）。

6.卵巢1（女性生殖腺要穴），其定位与主治 （见48页）。

7.睾丸1（男性生殖腺要穴），其定位与主治 （见48页）。

8.促性腺激素点（调整性激素要穴）其定位与主治 （见48页）。

第二节　特定耳穴的分类

具有独特诊断和（或）治疗意义的耳穴，称为特定耳穴。特定耳穴有特定点25个、特定沟10条、特定区12个和特定线5条。

（一）特定点 25 个

见图 4-5。

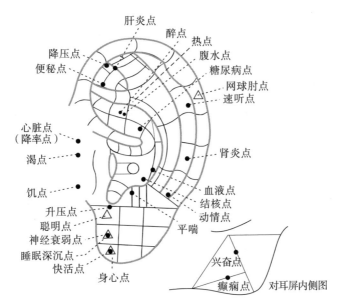

图 4-5　耳穴 25 个特定点示意图（△为内侧耳穴）

升压点、降压点、糖尿病点、心脏点（降率点）、平喘、肾炎点、结核点、肝炎点、腹水点、醉点、便秘点、渴点、饥点、热穴、癫痫点、身心点、快活点、神经衰弱点、睡眠深沉点、聪明点、动情点、血液点、速听点、兴奋点、网球肘点。

（二）特定沟 10 条

见图 4-6。

1. 耳前 5 条沟

冠心沟（心律不齐）、低血压沟、耳鸣沟（是诊断治疗耳鸣耳聋的专用沟）、上缺齿沟（以缘中至下颌连线之前）、下缺齿沟（以缘中至下颌连线之后）。

2. 耳背 5 条沟

（1）脊柱沟：主治颈椎病、脊柱病变，如胸背痛、胸椎痛、腰痛、坐骨神经痛等。

（2）胃肠沟：主治急慢性胃肠炎，胃及十二指肠溃疡、便秘、腹泻、肠功能紊乱等。

（3）脑后沟：治疗各种头痛、头晕、头昏、自主神经功能紊乱、神经衰弱、记忆减退、老年性痴呆、脑震荡后遗症、脑动脉硬化、椎基底动脉供血不足、高血压、眼疾、视力减退、耳鸣、听力下降等。

（4）上脚背沟：治疗下肢各关节疼痛、坐骨神经痛、腘窝痛、腓肠肌痉挛等。

（5）下脚背沟：治疗坐骨神经痛、髋关节疼痛、膝关节痛、腘窝痛、腓肠肌痉挛、跟扭伤和疼痛等。

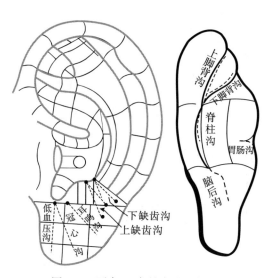

图 4-6　耳廓 10 条特定沟示意图

（三）特定区 12 个

过敏区（即风溪）、神经衰弱区、多梦区、晕区、腹胀区、肝肿大区、脾肿大区、面颊区、肿瘤特异区 1（Y_1）、肿瘤特异区 2（Y_2）、肠背圆区（十二指肠球结节区）、胆背圆区。见图 4-7。

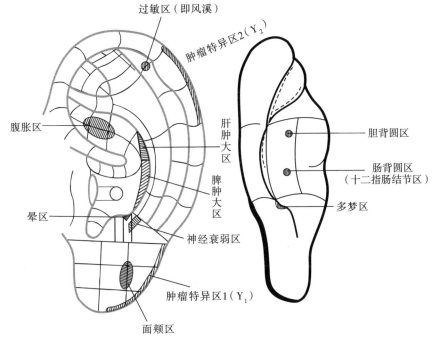

图 4-7　耳廓 12 个特定区示意图

（四）特定线 5 条

见图 4-8。

1. 脊柱线

是指对耳轮体部中线，从颈椎到尾椎的中线下 1/5 为颈椎，中 2/5 为胸椎，上 2/5 为腰椎，上 1/5 为骶椎，对耳轮上脚、下脚分叉处为尾椎。

2. 风湿线

是指穴至锁骨连线，下 1/2 为诊断风湿性关节炎，上 1/2 为诊断类风湿性关节炎。

3. 生殖线

是三角窝的中线，有盆腔点、附件点、喘咳、宫颈、子宫等五穴，在划线中发现生殖线光滑、凹陷、无阳性反应者，提示生殖器官正常；若发现有结节、条索、变形等变化，提示生殖器有器质性病变。

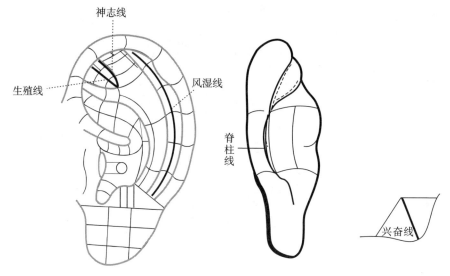

图 4-8　耳廓 5 条特定线示意图

4. 神志线

是三角窝上线，有盆腔点、神门点、头昏点、肝炎点、降压点等五穴，可诊断治疗神志疾病。

5. 兴奋线

是对耳屏内侧中线，有人称"聪明脊"。此线由对屏尖、睾丸 1、兴奋点、丘脑等四穴连成。刺激此线能调节大脑皮层兴奋，调节内分泌功能，治疗嗜睡、遗尿、闭经、阳痿、性功能低下及减肥等。

第五章

耳 穴 诊 断

古人曰："有诸内，必形诸外"，一语概括了机体内脏与体表相关的规律。

《内经》说："视耳好恶，以知其性"（图 5-1）。所以历来有"观耳"、"察耳"、"望耳"、"诊耳"等耳穴诊断专节载录。近几十年来已发展为耳穴望诊、耳穴摸诊、耳穴触（压）诊、耳穴电测诊等法。

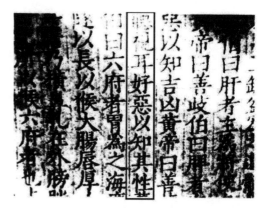

图 5-1　《黄帝内经》

第一节　耳穴望诊

耳穴望诊是借充足的、单一方向的自然光线，用肉眼观察耳穴颜色、形态、丘疹、脱屑、脂溢及其范围、厚薄、界限、光泽和血管的走向、形态等变化，进行综合分析、判断有关病症。

（一）望颜色（约占 50%）

常见有红、白、灰及中间白边缘红等 4 种变化，提示炎症、功能性病变。

1. 红色

见表 5-1。

表 5-1　红色分类与临床意义归纳表

分　类	提　示	临　床　举　例
淡红	疾病初期、恢复期或血虚	在气管、感冒点见之，常为风热感冒初期 在扁桃体穴见之，可为扁桃体炎初期或恢复期 在晕区见之，可诊断为血虚头晕

续表

分 类	提 示	临 床 举 例
红润或充血	急性、炎症、痛症、血热	在风溪见之,可能为急性过敏 在大小肠穴见之,可能为急性肠炎、痢疾 在尾骶椎见之,可能为局部疼痛 在晕区见之,为血热头晕
暗红	慢性病后期	在腰肌见之,可诊断为腰肌劳损日久未愈
紫红	气滞血瘀	在子宫穴见之,可能为痛经

2. 白色和中间白边缘红

见表 5-2。

表 5-2　白色和中间白边缘红分类与临床意义归纳表

分 类	提 示	临 床 举 例
淡白或苍白	痕迹 便秘 肿胀 肠功能紊乱 虚损	在牙穴见到,为缺齿 在阑尾穴见到,为术后疤痕 在便秘点见到,为便秘 在踝穴见到,为下肢浮肿 在艇中穴见到,为腹胀 在十二指肠与小肠之间见到,为肠功能紊乱 在腰椎见到,为肾虚腰痛
中间白边缘红	慢性疾病急性发作	出现在胃区,为慢性胃炎急性发作 出现在肩背,为肩背纤维组织炎急性发作

3. 灰色

见表 5-3。

表 5-3　灰色分类与临床意义归纳表

分 类	提 示	临 床 举 例
淡灰而不痛	病史 瘙痒 皮炎	出现在十二指肠,为十二指肠溃疡史 出现在外生殖器与肛门,为外生殖器与肛门瘙痒症 出现在肺与风穴,为神经性皮炎
灰褐而刺痛	癌症	出现在肝,为肝癌 在乳腺,为乳腺癌

(二)望形态(约占 20%)

正常耳廓的形态是:耳甲腔、耳甲艇、三角窝及耳舟、耳轮、对耳轮呈均匀自然隆起或凹陷。病理反应的耳廓形态较为奇特,常有隆起、凹陷或隆凹并见等特征，属于器质性病变为多。

1. 隆起

（1）结节状：1~2 个小似芝麻，大如绿豆，突出于皮肤。如额穴圆形结节状隆起，可能为头痛。

（2）链珠状：3 个以上结节质硬，突出皮肤。见于对耳轮体部者，可能为脊柱肥大。

（3）条索状：呈条形突出于皮肤。见于跟、膝穴者，为关节疼痛或骨质增生。

（4）片状隆起：如瓜子仁状。若见于肝穴，可能为肝肿；若见于肩背且边缘不清者，可能是肩背肌纤维炎。

2. 凹陷

（1）点状凹陷：在目 2 发现可能为散光；在内耳穴出现是鼓膜内陷或耳源性眩晕。

（2）点凹如穴：如在肺区发现可能为肺结核钙化点。

（3）片状凹陷：如在胃或十二指肠穴见到，可能是消化性溃疡。

（4）线状凹陷：如构成低血压沟，可能是低血压；如构成冠心沟，一般是提示心、脑动脉供血不足；构成耳鸣沟，可能是耳鸣、耳聋或听力减退；如形成缺齿沟，则可认为是牙齿缺损。

3. 隆凹并见

（1）点片隆起，伴点片凹陷或线形凹陷：若在目 2 见之，可能为屈光不正。

（2）凹凸不平，皮肤粗糙增厚或似皱褶：常为皮肤病的特征。

（3）痕迹：如在内生殖器穴见到，可能是放环或术后疤痕（半年后才能见到）。

（4）皱折如环状或指纹状：如在心区见到，可有心脏异常或有高、低血压症状；在肾区则可为肾炎；在膀胱穴，可能为膀胱炎。

（三）望丘疹（约占 15%）

正常耳廓皮肤是无丘疹的。如果见到有针尖样大小、数目不等的点状隆起，色红、淡红、淡白或暗灰的疹子，则有妇科、大小肠、肾、膀胱、心脏、肺、气管等急慢性疾病的可能。

（1）白色小点或聚集样改变，在胰胆穴出现，可提示为胆石症；在支气管穴见到，可能是支气管炎；在脾或大肠穴见到，可能是腹泻等病症。

（2）暗褐色如鸡皮疙瘩，常为神经性皮炎之象征。

（3）扁平密集似蚕子，可为结节性痒疹。

（4）蓝褐色、针尖大小，呈米样排列，在心区见之，可为心律不齐或房室传导阻滞等。

（四）望脱屑（约占 10%）

正常耳廓是没有或很少有皮屑的，而且容易擦去。病理现象如下。

（1）白色糠皮样或鳞片状不易擦去者，属于皮肤病征象。若在肺、风溪穴见之，可能为脂溢性皮炎；在相应部位见到鳞片状脱屑者，一般是鱼鳞癣；在全耳见之，大半属于脂溢性皮炎或牛皮癣。

（2）灰尘样或脂溢性不易擦去，可能为内分泌功能紊乱。在三角窝见之，属于妇科炎症、带下；在食道、贲门穴见之，可见消化不良、吸收代谢功能障碍。

（五）望血管变化（约占 15%）

顺着走向的血管出现扭曲或中断，呈圆形、半圆形、条索状扩张或充盈，有时如鼓锤状或海星状变化。若红色而有光泽者为急性炎症；而暗红无光泽的为瘀血阻滞；暗灰色无光泽的为慢性炎症。

1. 扩张如扁叶状

若在食道、胃穴见之，可能是消化道溃疡；在腰骶椎见之，可能是腰腿痛；如有条段状见于支气管穴者，可为支气管扩张；若在膝、髋穴者则为相关关节痛。

2. 网状多为急性炎症

如在乳腺穴见到，一般是乳腺炎；在咽喉或扁桃体穴见到，大多是咽喉或扁桃体炎。

3. 扭曲如海星状

在胃或十二指肠穴见之，常为溃疡病；在皮质下穴见之，可能是脑出血；如弧状在心出现，可能有风湿性心脏病（简称风心病）；如鼓锤状在心穴者，可能有冠心病；若梅花状在相应部位者可能有肿瘤，宜结合四诊，再做理化检查，才能确认。

4. 中断

血管主干充盈扩张，中间段中断。若见于心穴，一般是有心肌梗死的可能。

第二节　耳穴摸诊

耳穴摸诊是指术者用拇、示二指指腹揉摸耳穴，辨别指下反应物的形状、范围、质地，是否移动、有无压痛、边缘是否整齐清楚等进行分析诊断。

（1）对耳轮处，若摸到结节状、链珠状或条索状隆起，提示为脊椎病变。

（2）上、下颌点处，触摸到片状隆起、增厚而质软的阳性反应物，可诊断为牙周炎。

（3）神经衰弱区，触摸到软骨增厚，又在脑干处触及条状软骨增生，提示神经衰弱；在脑干相对的耳背触及软组织增厚质软者，可能多梦；皮质下穴肥厚松软，而心、肾穴偏薄感者，可能为失眠。

（4）肩背穴，触及条片增厚者，多为肩背肌纤维炎。

（5）肝穴，摸到块状阳性反应物时，结合望诊与病史，可能是肝脏肿大。

（6）肝穴，触摸到海绵状隆起者，可为脂肪肝；胰胆区，触摸到片状隆起质硬者，可能是慢性胆囊炎；肝、胃、下垂点，摸到薄而松软、不痛者，可为小儿厌食症或小儿多动症等等。

第三节　耳穴触（压）诊

耳穴触（压）诊是以顶端圆滑、硬度适中的如火柴棒、弹簧探棒等物（图5-2），

图 5-2　耳穴弹簧探棒示意图

按照耳廓解剖部位，选用适当角度，用力均匀地触压探查，根据皮下有否形态变化及患者有否痛感等客观情况来综合分析、判断的方法。常为急性病变和各种痛症的临床诊断、定位诊断与鉴别诊断提供主要依据。

（一）压痛点的分类与意义

1. 一般痛（呼痛能忍）压（+）

提示既往史、疾病初期或已愈，此穴不作诊断、治疗依据。

2. 疼痛（一般痛加皱眉）压（++）

提示疾病还在发生、发展或转化，此穴作为诊治的参考穴，是耳穴处方中的选配穴。

3. 剧痛（疼痛加躲闪，不可忍）压（+++）

提示病灶所在，此穴作为分析定位、定经、定性诊断之依据，是耳穴处方中的主穴。

（二）压痕的分类与意义

压痕是指探棒头压迫穴位皮肤后留下的痕迹，按照压痕不同分为以下两类。

1. 根据痕迹深浅、颜色红白、恢复平坦时间快慢

（1）压痕红、浅、快者，常见于肝、胃、胆囊、阑尾炎、神经衰弱、高血压、尿道痛等病症，属于急性、实证、热证、阳证。

（2）压痕白、深、慢者，常见于缺血、缺齿、水肿、过敏体质、肾虚腰痛、鼓膜内陷、耳鸣、耳聋等，属于慢性、虚证、寒证、阴证。

2. 根据压痕周围连续与否

（1）压痕周围连续者，称为"凹陷性水肿"，常见于慢性胃炎、慢性肾炎、肾积水、肾虚腰痛、浮肿、牙周出血、月经过多等虚寒性病症。

（2）压痕周围断续者，称"水波纹冲击感"，常见于冠心病、肺气肿、风心、心律不齐、心悸、多梦、月经不调、功血、糖尿病等严重虚寒性疾病。

第四节 耳穴电测法

耳穴电测诊法，是根据耳穴探测仪器，电测耳穴时发出的音响速度快慢、音响强弱、音调高低以及患者有否压痛、刺痛等感来判断疾病。

一般按照音响和痛感程度分为弱阳性、阳性、强阳性三级。

1. 弱阳性（+）

音响速度慢，音响弱，音调低，频率低，不刺痛者，提示病变初期、痊愈或有既往史，此穴不作诊断依据。

2. 阳性（++）

音响速度慢，音响强，音调仍低，不改变频率，但有压痛者，提示病变正在发生、发展或转归中，此穴可作分析参考之用。

3. 强阳性（+++）

音响速度快，音响强，音调改变从低音到高音，且伴刺痛者，提示此是病变部位所在，具有定位、定性，重点分析意义的耳穴。

电测时的压力要均匀一致，以不出凹陷为度，在各穴停留的时间也要一致。在低凹处穴位电测时要用垂直方向进行，否则易造成假阳性。同时，注意医生的手不要直接捏着病人耳廓，以免影响测定的准确性。

第六章

耳穴刺灸法

耳穴刺灸法有30余种，现将最常用的9种方法分述于下。

第一节　耳穴毫针法

耳穴毫针法，简称"耳针疗法"，是用28号、0.5寸长的毫针或美容针等刺入耳穴进行治疗的方法。

（一）操作程序

（1）严格消毒耳廓和用具，选取穴位。

（2）术者左手拇、示二指固定耳廓，中指托着针刺部位的对面，然后右手拇、示、中三指持针，刺入耳穴皮肤2~3毫米（视穴位皮肤厚薄而定）。

（3）针入耳穴后，局部感应强烈，即刻可见症状改善。如未有针感，应调整针尖方向、角度等。

（4）起针，治毕，以快速拨出或捻转起针，即以消毒棉球压迫针孔，以免出血。

（二）进针方法

1. 扎针准稳

术者右手拇、示二指指腹紧执针柄，将臂、腕、指三部之力融为一体，姿势自然，对准穴位，角度适中，全神贯注，稳健进针。

2. 手法轻快

术者手法要娴熟，指力要轻巧，下手要快捷，如"蜻蜓点水"，如"白蛇吐信"，当针尖贴近穴点表皮时，瞬即轻快地刺入穴位。施术时动作宜爽快利索，以减轻痛感。

（三）补泻手法

耳穴毫针补泻手法主要是以针刺深度、捻转角度、频率、刺激强度和留针时间等来区分（表6-1）。

表6-1 耳穴毫针补泻手法归纳表

种类	方法			留针时间及加强刺激	手法类型	适应证
	针刺深度	捻转角度频率（次/分钟）	刺激强度			
补法	浅刺触及软骨膜为止	捻转90°30次/分钟左右	舒服感	30分钟以内，每隔15分钟运针一次	轻刺激	虚弱、慢性、功能性低下的病症
平补平泻法	补泻二法深度之间触及软骨为准	捻转180°60次/分钟左右	稍感胀痛	30~60分钟，每隔10分钟运针一次	中等刺激	虚实不明显的病症
泻法	深刺刺进软骨，但不穿透对侧皮肤为度	捻转280°90次/分钟左右	能忍受为准	60分钟以上，每隔5分钟加强刺激一次	重刺激	各种剧烈疼痛、功能亢进、炎症、热证等急性病症

（四）透刺方法

耳穴透刺法具有取穴少、针感强、见效快、使用广等优点，容易出现热、麻、胀、痛等"得气感"，且较长时间保持在耳穴局部或整个耳廓，根据针尖与皮肤的角度可分为直、斜、平三种透法（表6-2）。

表6-2 耳穴透刺归纳表

种类	方法	临床举例
直透	针尖以90°直刺至耳穴对面皮下，如耳前透刺耳背	高血压：神门穴直透耳背沟 头痛：额穴直透皮质下
斜透	针尖以15°~30°向毗邻的相关耳穴透刺	胃脘胀痛：胃穴向脾穴斜透 胃痛泛酸：胃穴向肝穴斜透 消化性溃疡：胃穴向十二指肠穴斜透
平透	针入某穴浅层后，即以10°以下的角度横向周围与该穴相关的耳穴平刺	坐骨神经痛：坐骨神经向臀或神门穴平透 失眠多梦：额向枕穴平透

（五）适应证与禁忌证

1. 适应证

（1）各种疼痛性疾病。外伤性、手术后、神经性、肿瘤引起的疼痛。

（2）过敏性与变态反应性疾病。

（3）各种慢性疾病。

（4）内分泌、代谢性疾病。

（5）催产、催乳、解救酒精中毒及输液反应等其他疾病。

（6）保健、美容。

2. 禁忌证

（1）严重的心脏病。

（2）严重器质性疾病，伴高度贫血者。

（3）有习惯性流产史的孕妇。

（六）注意事项

（1）耳穴毫针法也有"晕针"现象，应注意预防，如已发生宜及时处理。

（2）对肢体功能障碍及扭伤的患者，在留针期间，嘱患者配合适量活动患处，有助于提高疗效。

（3）本法较为疼痛，难免使人惧怕，常常因此而中断治疗，故宜做好思想工作。

第二节　耳穴埋针法

耳穴埋针法是指耳穴皮下埋藏蝌蚪式或揿针式的皮内针，微弱而持久的刺激耳穴皮肤感受器，达到调节中枢神经、抑制病理性兴奋灶之目的，适宜于各种慢性疾病（图6-1）。

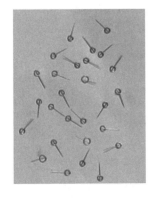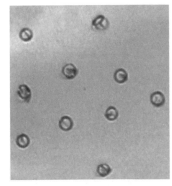

环形式揿针　　　皮内钉

图 6-1　耳穴埋针针具图

（一）操作方法

（1）严格消毒耳穴皮肤和用品。

（2）术者左手固定耳廓，绷紧埋针处的皮肤，右手用镊子夹住蝌蚪式皮内针之针柄，沿皮横刺入耳穴皮内 0.3～0.6 厘米，约占针体 2/3 的深度，后用胶布固定。若用揿针式皮内针，可将其针环直接贴在胶布上，再压入耳穴。

（3）一般只埋患侧耳廓，也可双侧同埋。留置时间：夏季 1～3 天；冬季 4～7 天。留置期间嘱患者每隔 4 小时左右自行按压 1 次，每次按压 1～2 分钟。

（二）注意事项

（1）埋针处如因疼痛而影响工作和休息时，可适当调整针尖方向或深度，即可消除。

（2）埋针处不要受潮、浸泡。如果针孔红肿热痛时，应取出皮内针，并给抗菌消炎治疗。

（3）局部皮肤患有炎症或冻疮，则不宜使用本法。

第三节 耳穴注射法

耳穴注射法，简称"穴注"，又名"水针法"或"小剂量药物注射法"，系用刺激性小、对皮肤没有坏死作用的微量药物注入耳穴，通过针尖和药物的协同作用，调整抗病能力，达到防治疾病的目的（图6-2）。

（一）操作方法

（1）选择药物：维生素 B_{12}、维生素 B_1、维生素 E、安络血、黄芪注射液、板蓝根注射液等。

（2）用皮试注射器，配以 4 号半针头，吸取所选药液。

（3）严格消毒耳廓皮肤，左手固定，并把要注射的耳穴皮肤绷紧，

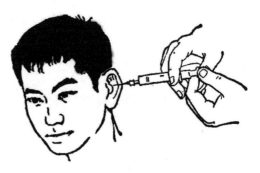

图 6-2 耳穴注射示意图

右手将针头斜面向下刺入耳穴皮下与软骨膜之间，抽动针芯，如无回血，才可缓慢地推注药液 0.1 ~ 0.5 毫升，以隆起如豆大或丘疹样的肿泡为准。

（4）术毕，针孔处可有少许渗血或药液外溢，应以消毒干燥的棉球轻轻压迫，不宜重压和按摩，以促药物自然吸收。

（5）注射患侧或双侧耳廓，每隔 3 日 1 次，10 次为 1 疗程。休息 1 周后，可继续治疗。

（二）适应证

咳嗽、哮喘、瘙痒、淋病、高血压、心悸、失眠、胃痛、腹痛、痢疾、痹症、咽痛、目赤、中耳炎、面瘫、三叉神经痛、坐骨神经痛、软组织扭伤、各种神经性疼痛、皮肤病等。

（三）注意事项

（1）严格消毒，慎防感染。

（2）切实了解药物性能、剂量、有效日期及禁忌证等，凡有过敏反应的药物必须先做皮试。

（3）属于首次治疗或年老体弱者，选穴不宜过多，药液剂量也应减少。

第四节　耳穴放血法

耳穴放血法是指用三棱针、针灸毫针、注射针头、一次性采血针等，任选一种用具，对准耳穴进行点刺或切割静脉放血的一种疗法（图 6-3）。

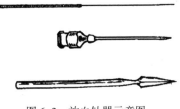

图 6-3　放血针器示意图

（一）操作方法

（1）按摩耳穴，使其充血，严格消毒，待干后刺之。

（2）术者左手固定耳廓，右手稳住针身，迅速刺入耳穴皮肤达 2 毫米左右的深度，出血量按血质、血色而定，血质从浓稠到开始变稀，血色从暗红、紫红到开始变红，然后用干棉球稍加压迫，胶布固定，防止感染。

（3）一般 2 天 1 次，但急性病可 1 天 1 次。

（二）适应证

本法具有活血祛瘀、泄热开窍、镇静止痛、清热消肿等功用，适应于实证、热证和瘀血阻滞经络引起的疼痛诸症。

（三）注意事项

（1）体质虚弱者，出血宜少；孕妇、血液病或凝血功能障碍者忌用。

（2）本法手法宜轻、浅、快，出血量以血质、血色始变为度。凡血质稀、血色淡者一律不放。

（3）对耳背静脉多次放血者，应先从远心端开始，首次勿在中央割划。

（4）术毕，用于棉球按压，切勿揉搓，否则皮下易留瘀斑而影响外观。

第五节　耳穴夹治法

耳穴夹治法是采用耳穴仪器的一对夹头，分别夹住所取穴位进行电刺激的方法（图6-4）。

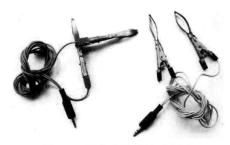

图6-4　耳穴夹治器具示意图

（一）操作方法

1. 补泻方法

先将仪器的阳极夹头夹住主穴，阴极夹头夹住配穴。补法：电流强度弱（病员有似咬似抽、轻轻弹振的感觉），频率低（80～120次/分钟）；泻法：电流强度强（患者能忍为度），频率高（180～220次/分钟）；平补平泻法：电流强度与频率均处于"补"与"泻"两法之间。

2. 治疗时间

每次30分钟，虚证者每天1次，或隔天1次；实证者，每天1~2次，治疗时间可适当延长。6天为1疗程，休息2～3天后，再行第2疗程。

（二）功用与适应证

本法能疏通经络，调和气血，扶正祛邪，恢复机体平衡，适用于各种虚证和虚实不甚明显的病症。

（三）注意事项

两个夹头切勿相触，否则容易排线，影响疗效和仪器性能。

第六节　耳穴灸灼法

耳穴灸灼法系用温热刺激耳穴来防治疾病的方法。《黄帝内经》说："针所不为，灸之所宜。"《医学入门》云："凡药之不及，针之不到，必须灸之。"唐代孙思邈的《千金方》上就有艾灸耳后阳维穴治疗风聋雷鸣的记载；浙江民间尚流传有用灯草醮菜油灸灼耳尖穴来治疗眼角膜炎和腮腺炎的治法。

（一）操作方法

1. 线香灸

即用点燃的卫生香，对准耳穴进行温灸。当病人感到温热而稍有灼痛即可，一般每天 2 ~ 3 次，每次灸治 2 ~ 3 分钟，隔日 1 次，双耳皆灸，10 次 1 疗程。

2. 灯草灸

有直接灸和间接灸两种方法。

（1）灯草直接灸（图 6-5）：将预先剪好 1 厘米长的灯芯草置于菜油中，治疗时用小镊子夹持油

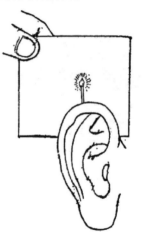

图 6-5　灯草灸示意图

灯草，待稍干时，竖置于耳尖或其他穴位上，点燃，任其烧之，在即将燃尽之时，有时会发出一种很轻微的爆炸声，故有"爆炸法"之称。用于治疗小儿惊风、流行性腮腺炎、小儿腹泻、腹痛等病。

（2）灯草间接灸：首先在所取的耳穴上作一标记，然后选择约 3 厘米长的灯草，将其一端（约1/3）浸入油中，取出待油不滴时，点燃（火焰不要燃之过大），将燃火一端的灯草慢慢移至穴位，并稍停片刻，等火焰略变大时，立即垂直接触标志点（要做到似接触而又非接触皮肤之程度），此时从耳穴处会引起一种气流，使灯草头部爆发出"啪啪"的爆炸声，火也随之熄灭。

上述两法第一次灸灼时如无爆炸声，可再重复一次，灸后皮肤有一点发黄，

有时起小泡，这恰是灸灼剂量适中的标志。

3. 火柴灸

即用点燃的火柴头对准耳穴迅速按压一下，约 1 ~ 2 秒钟，每次取 1 ~ 2 穴，双耳交替灸之（图 6-6）。

4. 火灸法

即用打火机直接燃烧针柄 10 余秒钟，待针尖部有灼热感时即可。

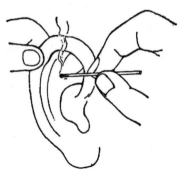

图 6-6　火柴灸示意图

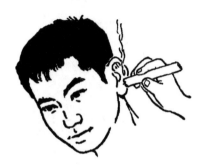

图 6-7　耳穴艾条灸示意图

5. 艾条灸

用艾条温灸整个耳廓，令其明显发红，并有灼热感即可，此法适应于痿症、腰背疼痛、风湿性关节炎等。急性病 1 天 1 次，慢性病 2 ~ 3 天 1 次（图 6-7）。

6. 苇管器灸

用成熟的苇管粗细两节套制而成苇管器。粗段苇管长 4 厘米，管口直径为 0.8 ~ 1 厘米，切成鸭嘴形，再在其上放薄铝片，以防艾火烧坏苇管；细段长 3 厘米，管口直径为 0.6 ~ 0.8 厘米，粗细两节苇管套接而成苇管器，接口处用胶布固定，插入耳孔端用胶布封闭。施术时用小艾柱一壮放入苇管器内点燃后，右手持苇管器插入患侧耳孔内施灸，每次灸 3 ~ 9 壮，以感温热为度，每天 1 ~ 2 次，5 天为 1 疗程（图 6-8）。适应于面瘫、耳廓痛，但耳孔破溃或湿疹者禁用此法。

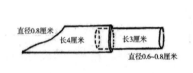

直径0.8厘米　长4厘米　长3厘米　直径0.6~0.8厘米

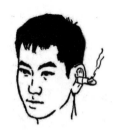

图 6-8　苇管器灸示意图

（二）注意事项

（1）灸时宜隔开头发，以免燃烧。

（2）灸灼剂量以耳廓发红、稍有灼痛感、且不起泡为准。如起泡或皮肤呈灰黑色时，宜用烫伤膏涂抹，切勿挑破，以免感染。若仅有小水泡，可任其自然吸收。

（3）复灸时，宜更换耳廓或穴位。

（4）精神紧张、严重心脏病及孕妇慎用；内生殖器、腰骶椎等穴孕妇忌用。

第七节　耳穴压丸法

耳穴压丸法，简称"耳压法"（图6-9）。指在耳穴表皮贴敷绿豆、小米、油菜籽、王不留行籽等丸药，予以按压，达到激发经气、疏通脉络之目的。它不仅有"耳针"、"埋针"的效果，而且简便、安全，没有副作用，不易引起感染，故深受广大患者的欢迎。

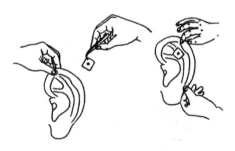

图6-9　耳穴压丸法示意图

（一）操作方法

先找准穴位，并压个凹陷作为记号，消毒待干后，术者左手固定耳廓，右手用镊子取下一块粘有药丸的胶布，准确地贴在作有记号的耳穴上，按压数秒钟后，一般即能达到效果。若无见效，可调整位置或加贴对耳背相应处（此谓"对压"）。

（二）耳压手法及其适应证

耳穴压丸的手法是值得认真探索、细心体会的重要问题。手法得当，经气随之即发，并催之到达病所，则能产生显著的效果。如不问寒热虚实，千篇一律地用单纯的重压强刺激或轻压弱刺激，非但不能产生效果，而且易出现不良反应，正如《素问·刺要论》指出："病有浮沉，刺有深浅，各至其理，无过其道。"《素问·针解》篇也说："病位深者深刺，病位浅者浅刺，太过有害，不及无益。"这是古代医家的名训，对于现今耳压手法来说仍有极其重要的指导意义。耳压手法可分为直泻压法、旋补压法和点平压法三种。

1. 直泻压法

即以拇、示指尖与耳穴皮肤垂直按压，候至有沉重胀痛感时，持续按压 20 秒钟，停歇 10 秒钟，再按 20 秒钟。如此重复按压主穴 6 ～ 10 次，配穴 4 ～ 6 次，每天 4 ～ 6 次，3 ～ 6 天后取下丸药，另贴对侧耳穴。这就是强刺激，属于泻法，适用于实证、痛证，对内脏痉挛性疼痛尤其有良好的镇痛效果。假使按之未至沉、重、胀、痛感，可将丸药向上、下、左、右稍加移动，找到敏感点后，再固定位置按压之。

2. 旋补压法

即以拇、示指腹顺时针方向旋转轻轻揉压，候至稍有胀痛或刺痛后，每穴按压 1 ～ 2 分钟，每日 4 ～ 6 次，3 ～ 6 天后取下，另贴对侧耳穴。这就是轻刺激，属于补法，对于虚证、特别是年老体弱、孕妇、儿童或敏感性强者尤为适宜。

3. 点平压法

即以拇、示指指腹（或指尖）按压丸药，候至有轻度胀痛时，每穴以 0.5 秒钟的速度间歇地按压 1 ～ 2 分钟，每天 4 ～ 6 次，3 ～ 6 天后取下，另贴对侧耳穴。此属于中等量刺激，为平补平泻法，适宜于一般体质或虚实不显的病症，特别是神经衰弱、心悸、失眠、头昏等各类功能性疾病。

（三）注意事项

（1）防止胶布受潮和污染，以免引起皮肤炎症。如有对胶布敏感者，可加贴肾上腺、风溪穴。

（2）夏天汗多，贴药 2 ～ 3 天为宜；冬天干燥，可贴 3 ～ 6 天。但耳廓有冻疮、炎症、溃疡等，不宜使用本法。

（3）侧卧时压丸处疼痛难忍者，可放松胶布或移动位置，即能缓解疼痛。

（4）孕妇宜用补法，但对有习惯性流产史之孕妇则应慎用本法。

第八节　耳穴磁疗法

耳穴磁疗法是以磁体产生的磁力线透入耳穴，进行治疗疾病的一种方法（图6-10）。李时珍曾说过："真磁石豆大，新棉裹塞耳中，口含生铁觉耳如风雨声，即通。"

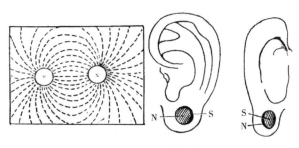

图 6-10　耳穴磁疗示意图

（一）操作方法

1. 直接贴敷法

采用医用耳穴定向磁珠贴压法，粘贴在耳穴上，同时在该穴的耳背处再贴一粒，以利于磁力线集中穿透穴位，更好地发挥治疗作用。适用于荨麻疹、扁平疣、神经性皮炎等皮肤病。

2. 间接贴敷法

即用薄层脱脂棉花将磁珠包裹置于耳穴上，以减少磁珠副作用。适用于耳鸣、耳聋（塞在外耳道口）的治疗。

3. 埋针加磁法

先按埋针法把皮内针埋入耳穴，在针环上敷一粒磁珠，胶布固定，每隔 3 ~ 7 天更换 1 次。

（二）适应证

本法对腹泻、头痛、肋间神经痛、慢性肝炎、肝区作痛、急性卡他性结膜炎、咳嗽、支气管哮喘等病症均有一定疗效。

（三）注意事项

（1）有个别病人磁疗时会出现头晕恶心、嗜睡乏力、局部灼热发痒、起小泡或瘀斑、心悸、兴奋、失眠等，一般几分钟至几天内消退。只有10%左右的患者症状持续加重，取下磁珠后，症状即可消失，且不留后遗症。

（2）开始治疗时，磁体不宜过大、过多。

（3）有些慢性病，症状虽已消失或有改善，但未获痊愈，必须继续治疗，否则易复发。

（4）禁忌证：孕妇或高热、急性传染病、血压特高及支气管扩张等患者禁用。

第九节　耳穴贴膏法

耳穴贴膏法是用一定刺激性的橡皮膏贴在耳穴上进行治病的方法（图6-11）。

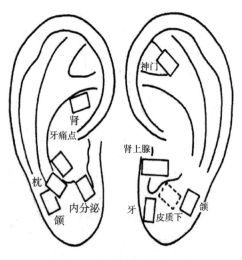

图6-11　贴膏疗法示意图

（一）橡皮膏的性能和适应范围

1. 消炎镇痛膏

来源多，疗效好，对幼儿、儿童尤为适宜。

2. 香桂活血膏

芳香味大，疏通经络，适用于关节痛、腰腿痛，但孕妇慎用。

3. 活血镇痛膏

刺激性大，渗透力强，脑血管患者宜用，但孕妇慎用。

4. 伤湿止痛膏

刺激性强，黏性大，适用于关节痛，但孕妇慎用。

5. 其他橡皮膏

如关节止痛膏、麝香镇痛膏、虎骨镇痛膏等，均可选用。

（二）治疗方法

（1）去掉污垢，消毒耳廓，以利于粘贴和药力渗透到皮下组织，刺激耳穴，达到疏通经络、调和气血之目的。

（2）将橡皮膏切成 0.4 厘米 ×0.6 厘米小方块，贴在耳穴上，必须压紧，慎防漏气。

（3）每次贴一侧耳穴，3 天后更换贴对侧耳穴，天热时 1 天 1 次。

（三）适应证

副鼻窦炎、咽喉炎、咳嗽、气管炎、胃痛、头痛、头昏、哮喘、冠心病、腰腿痛、关节痛、高血压等病，尤其对小儿哮喘疗效更佳。

第十节　耳穴刺灸意外的处理

（一）晕针的处理

1. 原因

（1）初诊病员精神紧张、惧痛。

（2）体虚、过度疲劳。

（3）空腹、低血糖。

（4）刺激方法不当。如针刺心、肾、交感、三焦、内分泌、内生殖器等穴过深，手法过重。

2. 症状及处理

（1）轻度：针刺时患者自诉头晕、目眩、胸闷不适，但呼吸脉象尚正常。即予卧倒休息，喝些热开水或糖水，消除紧张心理，片刻即可恢复。

（2）中度：心悸心慌，恶心欲吐，面色苍白，汗出肢冷，脉细数。急予起针，平卧头低脚高位，解开衣领裤带，但需注意保暖，针刺皮质下或肾上腺穴，必要时可在皮质下穴注射可拉明或肾上腺素，同时给予氧气吸入或艾条温灸百会穴。

（3）重度：全身厥冷，大汗淋漓，血压下降，脉沉细。处理同（2），或配合其他急救措施。

3. 预防

（1）避免四点原因。

（2）有晕针史者宜卧位针刺。

（3）取穴宜少，透穴宜浅，手法宜轻。

（二）耳廓皮肤感染

（1）局部涂擦 2.5% 碘伏，每天 2 次，同时配合耳针或丸压肾上腺、神门、外耳、肺等穴，每天 1 次。

（2）局部用紫外线或氦－氖激光照射，每日 1 次，每次 3~5 分钟。

经上述一种或两种方法交替使用 1~3 天后，炎症即可控制，直至痊愈。

（三）耳软骨膜炎

耳廓皮肤感染，如处理不当或不及时，炎症可波及耳软骨膜，出现局部红肿热痛，伴发热、寒战等症。处理措施如下。

1. 温灸

用点燃的艾条直接烘烤炎症病灶，以患者能忍为度，每次 15 ~ 20 分钟，每日 2~3 次，直至病灶液体吸收、炎症消失为止。

2. 外敷

中药如意金黄散加入蜂蜜，调成糊状敷之，每日换药 1 次。

3. 内服

清热解毒汤加减。金银花 15 克，连翘 9 克，紫地丁 30 克，半枝莲 15 克，夏枯草 9 克，赤芍 9 克，丹皮 9 克，黄芩 9 克，山栀 9 克，生甘草 3 克。头痛者加菊花 6 克，钩藤 9 克。儿童剂量酌减。每日 1 剂，用水煎服。

4. 其他方法

如请外科医师协助治疗。

第七章

耳穴性能、配伍与处方

第一节　耳穴性能

耳穴性能是指耳穴本身所固有的特性。它虽然没有中草药那样的四气五味、有毒无毒的药性，但是耳穴的各个穴区所分布的经络、神经、血管、淋巴等在数量上、深浅上、来源去向等方面不尽相同，导致各个耳穴的性能具有一定的区别，所以主治病症各不一样。临床实践表明，穴位性能大体分为两种：偏性和中性。

（一）偏性

是指某些耳穴可以治疗某一性质的疾病，而不能治疗与其性质相反的病症。

1. 偏于补

肾、耳背肾等穴偏于补，可以治疗机体虚损的肾虚腰痛，而不能单独治疗风寒湿邪客于腰肌的风湿性腰痛。

2. 偏于泻

肝、肝阳、肝炎点等穴偏于泻，可以治疗湿热壅滞的急性黄疸性肝炎，而不能单独治疗肝肾阴虚的肝硬化晚期。

3. 偏于表

扁桃体、扁桃体1～3、轮1～4、感冒点等穴偏于表，可以治疗风热犯肺、身热微寒、咳痰色黄、咽喉肿痛的上呼吸道感染或急性扁桃体炎，而不能单独治疗寒饮伏肺、长期咳嗽、痰多色白、喉中痰鸣的老慢支及慢性扁桃体炎。

4. 偏于里

耳中、缘中、艇中、腹水点等穴偏于里，可以治疗脾胃虚寒引起的恶心、呕吐、多食则吐、时吐时止、口淡无味，常见于胃及十二指肠溃疡、胃下垂、胃神经官能症等病。不能单独治疗由外邪犯胃引起的恶寒发热、头痛、胸闷、呕吐等症，常见于胃肠型流感、中暑。

5. 偏于凉

耳尖、屏尖、对屏尖、热穴、脑干等穴偏于凉，可以治疗感受热邪的各种体温升高或体温不升而面红唇赤、烦躁不眠、渴喜冷饮、便秘尿赤的功能亢进。不能单独治疗面色苍白、恶寒喜热、四肢不温、口淡不渴、便溏尿清等感受寒邪或功能衰退患者。

6. 偏于温

皮质下、体温调节中枢等穴偏于温，可以治疗各种寒邪犯胃导致胃脘作痛、得温减轻、遇冷加重的浅表性胃炎等。而不能单独治疗因热而起的胃脘灼痛、吞酸嘈杂、消谷喜饥的萎缩性胃炎等。

7. 偏于升

升压点、下垂点、缘中、肾上腺、低血压沟等穴偏于升，可以治疗内脏之气损伤、升举无力而下陷的腹部坠胀、内脏下垂（胃、肾、子宫下垂等）、久泄、久痢、脱肛等病。而不能单独治疗郁怒伤肝、肝气升发太过而出现头痛、眩晕的高血压等病。

8. 偏于降

降压点、高血压点、耳背沟、平喘、咳喘、膈、耳中、心脏点等穴偏于降，可以治疗外邪、痰浊壅肺、使肺气失去肃降而上逆的咳嗽、喘息等病症。而不能单独治疗因生冷食积、痰浊停胃、使胃气失去和降而上逆的呕吐、呃逆、嗳气等病症。

9. 偏于静

枕、神门、风溪、腓肠肌点、头昏点、肌松点、脑干、神经衰弱点、神经衰弱区等穴偏于静，可以治疗功能亢进的狂躁不安、多言叫骂、烦渴引饮、大便秘结或有奇臭、口干、厌食等病症。而不能单独治疗功能低下的精神萎靡、倦怠、静而懒言、声低、气短、口淡、纳少、大便腥臭等病症。

10. 偏于动

兴奋点、丘脑、额、动情点、促性腺激素点、语言中枢等穴偏于动，可以治疗功能衰退的性欲冷淡、性功能下降、肥胖症、高脂血症、嗜睡等，而不能单独治疗失眠、性功能亢进等病症。

以上十种偏性，只是大体上区分，若深入细致地分，还可分出许多种类，如偏于降的还可分出降肺气逆、胃气逆、肝气升等；偏于温者可分为温肺、温胃、温肾等，不胜枚举。

（二）中性

是指没有明显偏性的耳穴。只要主治病症相符，可与表、里、凉、温、补、泻、升、降、动、静等任何一类偏性的耳穴相配。这类中性耳穴占绝大多数。

第二节　选穴原则

选穴原则是指为治某病而选取某一耳穴的依据。由于疾病可由多种病因引起，又有多种病理变化，出现多个部位和多个症状，同时还与其他病症交织在一起，形成寒热并见、虚实交错的复杂状况。因此必须针对病因、病位、病机、病性、病程、病势、症状和体质等进行全面分析。首先选择针对性强的、非有不可的穴位，并要符合取穴"少而精"的原则。通常依照以下 8 条原则。

（一）根据病位而选择相应部位

如病在前额，选"额穴"；病在膝关节，选"膝穴"等。还应在穴区中找到最敏感的穴点，并确定这个穴点所在的方向和角度，真正体现出"相应"二字。

（二）根据中医脏腑生理功能来选穴

如"肺"的生理功能是"主皮毛"、"开窍于鼻"、与大肠相表里。因此皮肤、毛发、鼻子、大便等病症必选肺穴。又如肾脏的生理功能是"肾主骨"、"开窍于耳"和"齿为骨之余"等理论，对肾精耗损的骨质疏松、耳鸣、耳聋、牙齿松浮等病症，应该选"肾穴"来治疗才是符合脏腑理论的要求。

（三）根据病症所在经络循行区域来选穴

如落枕，若痛在后项，需选"膀胱"穴，因为后项是足太阳膀胱经所循行的区域；若痛在侧面，而需取"胰胆"穴，因为侧面是足少阳胆经循行的区域。由于十二经络循行线路是很有规律的，按循行区域选穴，可增强疗效。

（四）根据西医学神经、内分泌学说来选穴

如中医学称为"三消症"（糖尿病），西医学认为是内分泌功能紊乱所造成，所以要选"内分泌"穴、"胰腺"穴等。又如消化性溃疡，西医学认为与大脑皮层抑制与兴奋有关，故必选"皮质下"穴来治疗等等。

（五）根据临床经验来选穴

在临床实践中发现，对某一病症确有良效、而目前无法用有关理论来解释的穴位，便称之为"临床经验穴"。如面瘫、胆囊炎、神经衰弱选"口"穴；急、慢性鼻炎、伤风感冒选"外耳"穴；胃痛选"腕"穴；腰腿痛选"外生殖器"穴；颞颌关节功能紊乱选"对屏尖"穴；甲状腺疾患选"肘"穴；老花眼选"枕"穴等。

（六）根据阳性反应点来选穴

如在耳廓某处，发现颜色、形态、痛点或电阻变化出现阳性反应点，对这些反应点进行治疗，往往奏效最为神速。

（七）根据 P. Nogier "倒置胎儿缩影"的观点来选穴

如在大腿上发现皮肤过敏，可在髋关节与膝关节之间寻找区点；同样在小腿、前臂等处未有具体穴位名称者，均可按倒置胎儿缩影的观点去选穴。

（八）根据子午流注纳支（子）法来选穴

"子午流注"将一天之中分为 12 个时辰，每个时辰分配一经。当某经有病

时，可在该经气血流注最旺盛的时刻（辰）选用该经脏腑穴名进行治疗。对特定时间发作或加重的寒热、疼痛、咳喘、出汗等病症，按照本法选取穴位很有效果。

5～7点钟，属卯时，卯时发作或加重的疾病，宜选"大肠"穴；

7～9点钟，属辰时，辰时发作或加重的疾病，宜选"胃穴"；

9～11点钟，属巳时，巳时发作或加重的疾病，宜选"脾"穴；

11～13点钟，属午时，午时发作或加重的疾病，宜选"心"穴；

13～15点钟，属未时，未时发作或加重的疾病，宜选"小肠"穴；

15～17点钟，属申时，申时发作或加重的疾病，宜选"膀胱"穴；

17～19点钟，属酉时，酉时发作或加重的疾病，宜选"肾"穴；

19～21点钟，属戌时，戌时发作或加重的疾病，宜选"心包"穴；

21～23点钟，属亥时，亥时发作或加重的疾病，宜选"三焦"穴；

23～1点钟，属子时，子时发作或加重的疾病，宜选"胆"穴；

1～3点钟，属丑时，丑时发作或加重的疾病，宜选"肝"穴；

3～5点钟，属寅时，寅时发作或加重的疾病，宜选"肺"穴。

第三节　耳穴配伍

耳穴配伍是根据病情寒、热、虚、实、升、降、亢进、低下等实际，选择两个以上性能相同、相近或相关的耳穴有机结合。所谓"有机"，是指两个以上配合在一起的耳穴，经有关刺灸方法作用后产生拮抗或增效的两种结果。

（一）拮抗作用

指两个性能相反的耳穴误配后产生削弱、抑制对方功效的结果。如脾胃虚弱之体消化不良、久治不愈，若选健脾化湿、益气升阳的脾穴，误与神门穴为伍后，则镇静安神的神门穴会抑制脾穴偏性，出现脾胃运化功能削弱，导致不思饮食、食入腹胀。如果改配偏温的皮质下穴和偏动的兴奋穴，则结果完全不同。

（二）增效作用

两个性能相同或相似的耳穴互配之后，便可产生促进互补、增强疗效的作用。

1. 病情较为简单的，可用同类互配法

如受情志刺激而发作或加重的激惹性结肠炎，选用镇静安神的神门与解痉止痛的交感穴相配，则两者相伍能解除内脏平滑肌痉挛，止痛效果倍增。

2. 病情较为复杂的，需要联合用穴法

如由内分泌功能紊乱引起的继发性闭经，若单用内生殖器穴配内分泌穴来治疗，恐怕穴单力薄，难以奏效。必须加用同为内分泌系统的缘中、卵巢、子宫等穴相互配合，称"联合用穴"，能提高疗效。又如糖尿病也宜联合用穴。

（三）反佐配穴法

对病情寒热错杂、虚实互见的病症，需用"反佐配穴法"。如肥胖症、"三高症"等慢性顽固性疾病，若将性能相似的耳穴全部加入，能多多益善吗？临床实践告诉我们，疾病在发生、发展过程中，既存在着表与里、寒与热、虚与实的阴阳对立关系，又有此起彼伏、一多一少、一强一弱的阴阳消长关系，更有重寒必热、重热必寒和久病必虚、久病必瘀的阴阳转化互根关系。因此既要考虑到"邪之所凑，其气必虚"即正虚的一面，又要注意"虚处受邪，其病则实"即邪实的另一面。因此在耳穴配伍组方之前，必须审清证候的表里、寒热、虚实、阴阳的偏衰偏盛，熟悉耳穴性能属于中性或十种偏性之区别，配伍时一定牢记"阴中求阳，阳中求阴"的原则，即将约占90%性能相同或相似的诸穴与约占10%性能相反的耳穴相配，此称"反佐配穴法"，以适应寒热错杂、虚实互见的复杂病症。

总之根据证候，针对本质，扶正祛邪，纠偏补弊，从而调整脏腑经络功能，达到恢复阴阳平衡之目的。

第四节　耳穴处方

耳穴处方是根据病情和治疗原则组成处置疾病的方案，是理论过渡到临床的桥梁，直接关系着耳穴临床疗效。

（一）耳穴处方的依据

是根据中西医理论，将四诊获得的症状、体征等病情资料进行综合分析，辨别该病主症、兼症和伴随症；并判断其病位深浅（表里）、病性寒热、病势虚弱、升降、转化等。确定祛风、散寒、胜湿、清热、疏通经络、活血化瘀、益气、养血、滋阴、补阳、升举、下降、镇静、振奋等治法；再结合因时、因地、因人（年龄、性别、职业、生理期变化等）制宜，确定针、灸、贴、夹等具体刺灸方法。

（二）耳穴处方的组成原则

根据治疗法则、穴性与配伍关系选取相关耳穴，组成符合"君、臣、佐、使"原则的方子，主次分明，结构严密。

1. 君穴

是方中针对主因、主症、主要病位、起着主攻作用的主穴，宜在脏腑、经络、五行学说或西医学理论中选取 1 ~ 3 个穴位。

2. 臣穴

辅助君穴增强疗效，是针对主因、主症、兼症或伴随症的配穴。可按经络学说或西医学理论来选取 1 ~ 2 个穴位。

3. 佐穴

是协助君、臣之穴，治疗主症、兼症、伴随症或君臣穴性相反，治疗错综复杂的病症，一般可从脏腑、经络、临床经验或西医学理论来选取 1 ~ 2 个穴位。

4. 使穴

是引导诸穴直达病所的穴位，可按相应部位来选取。

从君臣佐使各穴职责来说，君穴必不可少，使穴非有不可，至于臣佐之穴是否必备，需看病情和君使之穴性能是否全面而定。至于何穴为君，何穴为臣，何穴为佐使，则取决于病症特点、穴位性能和穴间配伍变化等方面。因此掌握耳穴性能及配伍关系，实为选穴组方的基础。切忌在未明辩证、立法、未定处方组成原则的前提下，单纯地从分散紊乱的具体症状着眼进行选穴组方，将耳穴处方变成杂乱无章堆砌起来的穴单，即使有效，无法总结经验，如属无效，也难以从中吸取应有的教训。

（三）耳穴处方的变化

1. 配伍变化

主症、主穴不变，兼症或伴随症起变化，则臣使之穴随其变化，俗称"随症加减法"，一般从脏腑、病因、临床经验或西医学理论中选穴。

2. 刺灸方法变化

在症状和处方组成不变的情况下，随着患者机体功能或疾病性质的改变而刺灸方法随之相应变化。假定原是一般体质的普通感冒，采用平补平泻的毫针指弹或捻转法即可。由于某种原因导致了机能和疾病出现变化，常有以下四种情况。

（1）向寒证变化：如感冒出现了鼻流清涕、口流稀涎、形寒怕冷等一系列表寒证时，宜改为温针或单用温灸法，以疏风散寒为治。

（2）向热证变化：如感冒出现了鼻流黄涕、口干而苦、身热不退等一系列表热证时，宜改为电针泻法或点刺出血，以疏散风热为治。

（3）向虚证变化：如感冒出现了汗出恶风、鼻鸣干呕、日久不愈等表虚证时，宜改为毫针补法或适当加灸，以补气解表、调和营卫为治。

（4）向实证变化：如感冒出现了高热烦渴、咳喘鼻煽、无汗脉数等表实证时，宜用毫针、电针泻法、三棱针放血、梅花针重叩出血等方法以泻肺解表、清热凉血。

总之，耳穴处方应按辩证、立法、选穴、组方、施术的规律，做到理、法、方、穴、术一条龙，既要严格掌握"君、臣、佐、使"的原则性，又要注意因病情变化而及时化裁的灵活性，把住"法随证立"的准则，做到立法必严、法立必循、注意配伍、依法施术，正如《内经》所说："知其要者，一言而终，不知其要，流散无穷也。"

第五节　耳穴三角基础方

临床实践证明，由 3 个特定穴位组成的三角形区域，简称"某三角"，简写为"某△"，是对一种或一类疾病具有独特功效的基础方，计有 15 个，分述于下。

（一）颈后三角

简称"颈三角"，简写为"颈△"（图 7-1）。

[**组成**] 耳背 C_{3-4}、C_{6-7}、耳大神经点。

[**功用**] 疏通局部经络，理气活血止痛。

[**主治**] 颈椎病、肩周炎、颈肩背综合征、颈部肌肉疼痛、多发性肌组织炎。

[**配伍**] （1）颈椎病颈型，"颈△"加轮 4、耳尖放血、"肩△"；若 C_{3-4} 增生，加枕、脑干；C_{6-7} 增生，加相应的耳背；年轻人，加内分泌、肾上腺；

（2）颈椎病神经根型，"颈△"加肩、指、心皮；

（3）颈椎病交感型，"颈△"加交感、神皮、耳迷根；

（4）颈椎病椎动脉型，"颈△"加晕区、枕、心、缘中。

刺灸方法：按摩耳廓使之充血，消毒后，先在 C_3 与 C_4 之间点刺出血，然后各穴针刺、贴压等均可，最后配合手法，活动局部。一般都能立竿见影。

（二）腰三角

又名坐骨神经三角区，即"腰△"（图 7-1）。

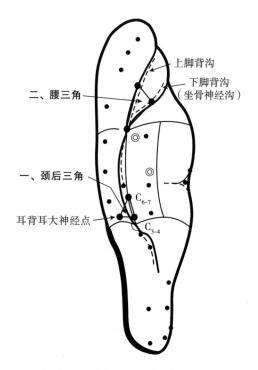

图 7-1　颈后三角、腰三角示意图

[**组成**] 耳背腰骶椎中点、下脚背沟（坐骨神经后沟）中点、耳背胭窝。

[**功用**] 舒经活络，活血止痛。

[**主治**] 坐骨神经痛、腰腿痛、肾结石等。

[**配伍**] （1）坐骨神经痛干性，"腰△"加脾、内分泌、神皮；

　　　　　（2）坐骨神经痛根性，"腰△"加肝、肾、心皮；

　　　　　（3）坐骨神经痛日久不愈，"腰△"加内、外生殖器、兴奋点；

　　　　　（4）各型痛在后面，"腰△"加膀胱；痛在外侧，加胰胆。

（三）肩三角

即"肩△"（图 7-2）。

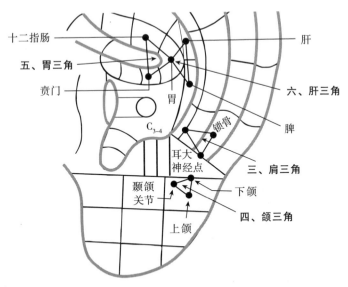

图 7-2　肩、颌、胃、肝三角示意图

[组成] C_{3-4}、锁骨、耳大神经点。

[功用] 疏通经络，祛风胜湿散寒。

[主治] 肩周炎、落枕、多发性肌纤维炎。

[配伍] （1）肩周炎初期，"肩△"加肺、三焦；中期，加脾、肾上腺；后期，
　　　　　　加内生殖器、心皮；

　　　　（2）肩关节前痛，抬举困难，"肩△"加肩（前后皆用）、锁骨；

　　　　（3）肩关节前痛，后伸困难，"肩△"加肩关节、锁骨；

　　　　（4）肩关节后痛，旋前困难，"肩△"加肩关节（前后皆用）、
　　　　　　锁骨；

　　　　（5）肩关节粘连严重，"肩△"加内分泌，肾上腺。

若局部不温、遇寒冷加重者，宜用艾条温灸耳穴。

（四）颌三角

即"颌△"（图 7-2）。

[组成] 下颌、上颌、颞颌关节。

［**功用**］疏通经络，活利关节。

［**主治**］颞颌关节炎、颞颌关节功能紊乱、牙周炎、牙龈出血、牙痛等。

［**配伍**］（1）牙痛，"颌△"加相应部位、三焦；

（2）牙周炎，"颌△"加口、脾、耳尖、轮4放血；

（3）牙龈出血，"颌△"加口、膈、缘中、肾上腺；

（4）颞颌关节炎，"颌△"加对屏尖、口、三焦、喉牙。

（五）胃三角

即"胃△"（图7-2）。

［**组成**］贲门、胃、十二指肠。

［**功用**］调和胃气，消食止痛。

［**主治**］急、慢性胃炎、胃痛、胃及十二指肠溃疡、十二指肠球炎、灼热、嘈杂、反酸、恶心呕吐等。

［**配伍**］（1）慢性胃炎，"胃△"加肝、脾、内分泌、消皮；

（2）浅表性胃炎，"胃△"加交感；

（3）萎缩性胃炎，"胃△"加胰胆、脾、肺穴；

（4）胃痛，"胃△"加交感、神门；

（5）情感所伤，"胃△"加肝、三焦；

（6）胃酸少，"胃△"加大肠；

（7）胃酸多，"胃△"加肝、胆、交感、消皮；

（8）胃痛属于虚寒证，"胃△"加兴奋点、缘中，用艾条温灸；

（9）胃及十二指肠溃疡，"胃△"加脾、交感、消皮；

（10）腹痛，"胃△"加胃肠线；

（11）贫血，"胃△"加心、脾；

（12）大便色黑，"胃△"加耳中、缘中或肝、脾、膈、肾上腺；

（13）肠功能紊乱，"胃△"加大肠、小肠、消皮；

（14）大便秘结；"胃△"加肺、直肠；

（15）大便稀薄，"胃△"加三焦、直肠；

（16）腹胀，"胃△"加脾、枕。

（六）肝三角

即"肝△"（图7-2）。

[**组成**]肝、脾、胃。

[**功用**]疏肝理气，调和肝脾。

[**主治**]厌食症、慢性腹泻、小儿抽动症等。

[**配伍**]（1）厌食症，"肝△"加胰胆、口、贲门、消皮；

（2）小儿性急善怒，"肝△"加心、三焦、神门；

（3）偏食，"肝△"加胰腺；

（4）食入难消，"肝△"加交感、消皮、脾点；

（5）口干，"肝△"加内分泌、渴点；

（6）慢性腹泻（激惹性结肠炎），"肝△"加三焦、大肠、小肠、直肠；

（7）性急喜怒，"肝△"加心、交感；

（8）稍食即泻，"肝△"加胰胆；

（9）晨起腹泻，"肝△"加肾、兴奋点、内生殖器；

（10）因过敏而起腹泻，"肝△"加结肠、风溪、神门；

（11）小儿抽动症，"肝△"加相应部位、神皮、枕小神经点、耳大神经点；

（12）性急善怒，"肝△"加脑干、身心、快活、肺；

（13）火气特大，"肝△"加肝阳、耳背静脉点刺放血；

（14）因风痰而发（抽动有力，怪声特响），"肝△"加胰胆、三焦、内分泌；甚者，再加脑干、交感、神衰点；抽动力弱；"肝△"加耳中、缘中、兴奋线；甚者，加脑点、内生殖器；

（15）目涩干燥，"肝△"加肾、肾上腺、内分泌；

（16）纳少难饥，"肝△"加胰胆、脾点。

（七）男三角

即"男△"（图7-3）。

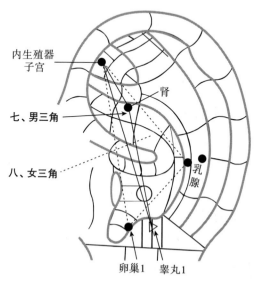

图7-3　男、女三角示意图

[组成] 内生殖器、睾丸、肾。

[功用] 补肾填精，振奋元阳。

[主治] 成年男子性欲减退、前列腺炎、前列腺增生等。

[配伍]（1）性欲减退，"男△"加交感、缘中、兴奋点或兴奋线；

　　　　（2）阳痿，"男△"加促性腺激素点、动情点；

　　　　（3）前列腺炎，"男△"加膀胱、艇角、内分泌、耳尖、尿道；

　　　　（4）前列腺肥大，"男△"加缘中、促性腺激素点。

（八）女三角

即"女△"（图7-3）。

[组成] 子宫、乳腺、卵巢。

[功用] 调经止带，改善性欲。

[**主治**] 月经不调、痛经、闭经、子宫功能性出血、白带增多、性欲冷淡等。

[**配伍**]（1）月经不调，"女△"加肝、肾、缘中、内分泌；

（2）月经先期，或量多，或功血，"女△"加脾、肾上腺、止血点；

（3）行经不畅，"女△"加交感；

（4）月经后期，或量少，或闭经，"女△"加交感、心皮、兴奋点、促性腺激素点；

（5）痛经，"女△"加相应部位、生殖线；

（6）经前痛，"女△"加内分泌；

（7）经后痛，"女△"加交感；

（8）经期痛，"女△"加缘中、神门；

（9）胸胁，小腹胀痛，"女△"加交感、心皮；

（10）胸胁、小腹绞痛，"女△"加交感、心皮、神皮、耳尖；

（11）小腹下坠空痛，"女△"加下焦、小腹、心皮，温灸；

（12）带多色黄，"女△"加耳尖、生殖线；

（13）色白，"女△"加脾、三焦、兴奋点；

（14）带下如淋，"女△"加缘中、卵巢2；

（15）性冷淡，"女△"加交感、兴奋线、动情点、促性腺激素点。

（九）胸三角

即"胸△"（图7-4）。

[**组成**] 交感、胸、心皮。

[**功用**] 宽胸下气，解郁宁心。

[**主治**] 胸闷、胸痛、短气、哮喘、气管炎、忧郁、焦虑症等。

[**配伍**]（1）胸闷胸痛，"胸△"加食道、心、耳大神经点、胁肋；

（2）心律紊乱，"胸△"加心、小肠；

（3）心动过速，"胸△"去交感，加枕、心脏点；

（4）心动过缓，"胸△"加肾上腺；

（5）咳嗽，"胸△"加肺、气管、耳尖、风溪、内分泌、肾上腺；

（6）伤风，"胸△"加感冒点、轮 1 ~ 3、扁桃体 1 ~ 3；

（7）百日咳前驱期，"胸△"加耳尖、屏尖、对屏尖、神门、咳喘；

（8）痉咳期，"胸△"加枕、镇咳；

（9）忧郁，"胸△"加心、肾、耳中、缘中；

（10）焦虑，"胸△"加肝、身心点、快活点；

（11）神乏，"胸△"加疲消点、兴奋线。

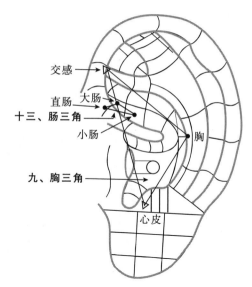

图 7-4　胸、肠三角示意图（△为内侧耳穴）

（十）鼻咽三角

即"鼻咽△"（图 7-5）。

[**组成**] 内鼻、咽喉、耳颞神经点。

[**功能**] 疏通经络，化痰通窍。

[**主治**] 急慢性鼻咽炎、过敏性鼻炎、副鼻窦炎、声音嘶哑、梅核气、打鼻鼾、呼吸暂停综合征等。

[**配伍**]（1）鼻咽炎，"鼻咽△"加耳尖、风溪、内分泌、肾上腺；

（2）急性鼻炎，"鼻咽△"加肺、外鼻、感冒点；

（3）过敏性鼻炎，"鼻咽△"加脾、风溪；

（4）萎缩性鼻炎，"鼻咽△"加嗅觉中枢、心皮；

（5）副鼻窦炎，"鼻咽△"加相应部位、上颌、三焦；

（6）梅咳气，"鼻咽△"加肺、气管、食道、三焦、"胸△"；

（7）声音嘶哑，"鼻咽△"加声带线或声嘶线；

（8）鼻液倒流，"鼻咽△"加鼻咽点、交感、三焦。

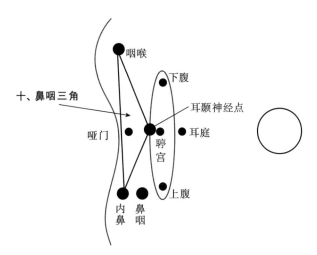

图 7-5　鼻咽三角示意图

（十一）皮三角

即"皮△"（图 7-6）。

[**组成**] 神皮、心皮、消皮。

[**功用**] 调节大脑皮层兴奋与抑制功能。

[**主治**] 各自系统相关病症：

（1）神皮：主治神经衰弱、神经官能症、情绪不稳定、紧张、忧虑、焦虑、精神分裂症、植物神经功能紊乱等。

（2）心皮：主治高血压、冠心病、心律失常、大动脉炎、脉管炎、静脉炎等。

（3）消皮：主治急慢性胃炎、胃及十二指肠溃疡、恶心呕吐、腹胀、肝胆疾病、便秘。

[配伍]（1）偏头痛，"皮△"加耳尖、胰胆或三焦、交感、外交感；

（2）神经衰弱，"皮△"加安眠、利眠、脑顶、中枢或医山、医仑、肝、脾、内分泌；多梦，"皮△"加耳尖、神衰点、神衰区、神门、多梦区；

（3）癔病，"皮△"加相应部位、心、肾、耳尖、心皮、身心点；

（4）忧郁、焦虑，"皮△"加耳尖、身心、快活、心、神门、枕；

（5）神经官能症，"皮△"加丘脑、神官点、肾、心、神门、枕；

（6）心动过缓，"皮△"加"胸△"、小肠、肾上腺；

（7）低血压，"皮△"加心、肝、升压点、肾上腺、内分泌、缘中；

（8）高血压，"皮△"加心、肝、耳尖、降压点、神门、枕；

（9）胃及十二指肠溃疡，"皮△"加"胃△"、"肝△"；

（10）胃痛，"皮△"加胃肠沟、肠背圆区；

（11）腹胀，"皮△"加腹胀区、大肠、直肠、下焦、交感、枕；

（12）肠功能紊乱，"皮△"加"肠△"、"肝△"、三焦。

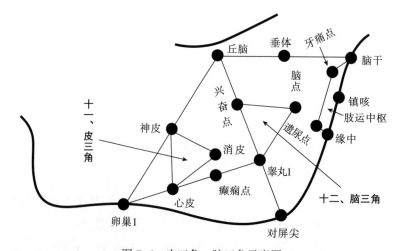

图 7-6　皮三角、脑三角示意图

（十二）脑三角

即"脑△"（图7-6）。

[**组成**] 睾丸、兴奋点、脑点。

[**功能**] 调节大脑皮层兴奋功能。

[**主治**] 性功能低下、疲劳综合征、神经衰弱等。

[**配伍**]（1）性冷淡、阳痿，"脑△"加耳尖、内生殖器、外生殖器、动情点、
　　　　　促性腺激素点、内分泌、肝、肾；

　　　　（2）疲劳综合征，"脑△"加耳尖、疲消点、甲状腺、身心点；

　　　　（3）甲状腺功能减退，"脑△"加甲状腺、内分泌、三焦、交感、
　　　　　促性腺激素点。

（十三）肠三角

即"肠△"（图7-4）。

[**组成**] 大肠、小肠、直肠。

[**功用**] 调节肠道功能。

[**主治**] 急、慢性腹泻、便秘、肠功能紊乱、肛门疾病。

[**配伍**]（1）急性肠炎，"肠△"加耳尖、消皮；腹痛，再加神门、枕；

　　　　（2）便秘，"肠△"加便秘点、三焦、肺；

　　　　（3）痔疮肿痛，"肠△"加肛门、耳尖、膈、缘中、肾上腺；

　　　　（4）脱肛，"肠△"加肛门、三焦、神皮、肝、脾。

（十四）卵三角

即"卵△"（图7-7）。

[**组成**] 三焦、内分泌、卵巢。

[**功用**] 清热解毒，调补肝肾。

[**主治**] 妇科炎症、性欲低下、更年期综合征等。

[**配伍**]（1）急慢性盆腔炎，"卵△"加耳尖、风溪、肾上腺、三焦、相
　　　　　应部位；

（2）更年期综合征，"卵△"加内生殖器、交感、身心点、缘中、促性腺激素点；

（3）性冷淡，"卵△"加内生殖器、"脑△"、动情点、促性腺激素点。

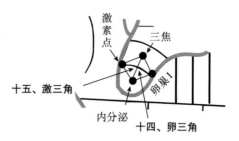

图 7-7　卵三角、激三角示意图

（十五）激三角

即"激△"（图 7-7）。

[**组成**] 三焦、内分泌、激素点。

[**功用**] 降糖消脂，调色素，退痤疣。

[**主治**] 糖尿病、脂溢性皮炎、红斑、痤疮、扁平疣、多汗症等。

[**配伍**]（1）糖尿病，"激△"加糖尿点、胰胆、耳中、缘中、丘脑、相应部位；

（2）全身性多汗，"激△"加交感、丘脑；局部性多汗，"激△"加肾上腺、丘脑；

（3）脂溢性皮炎，"激△"加神皮、交感、放血；

（4）红斑、痤疮、扁平疣，"激△"加肾上腺、耳尖；

（5）色斑，"激△"加肾上腺、丘脑。

第六节 四位专家简介及其耳穴验方

一、王忠简介及其耳穴验方

王忠（1926 年—），山东省莱州市人，部队军医，主任医师，教授，全国耳穴诊治专业委员会首任顾问。

王忠教授是中华人民共和国成立以后第一位投身研究耳穴医学的西医专家。1958 年王教授得知法国医学博士、外科专家 P. Nogier（诺吉儿）教授从旅法华侨处学得耳穴知识，经 6 年研究后，发表了耳针治病论文、公布了具有 42 个穴点的耳穴图，并提出了耳穴在耳廓上的排列相似于子宫腔内"倒置胎儿缩影"的观点。许多国家的医生学习、运用耳穴后，称"法国是耳穴故乡"、"P. Nogier 为耳穴之父"；日本医生说，中国人学耳穴请到日本来。王教授心痛不已，夜不能寐，经反复考虑后决定坚决贯彻执行毛泽东主席关于"中国医药学是一个伟大的宝库，应当努力挖掘，加以提高"的指示，弃西从中，率先奋起挖掘、探索耳穴医学遗产。他废寝忘食，昼夜奋战，通过 3 年时间对上万例患者的耳廓进行观察、分析、对照、研究，创立了耳垂 9 个区的定位方法；发现盆腔、艇角、输尿管、阑尾、膝、髋、气管、缘中、面颊区、上耳根、下耳根等 35 个新耳穴。1969 年著有《耳针疗法讲义》，1972 年主编《耳针》专著，培养了一大批耳穴专家，为我国耳穴医学事业的继承、创新做出了巨大贡献。

1. 王忠退热方

［**主穴**］耳尖、屏尖、对屏尖、肾上腺。

［**配穴**］外感，加感冒点；内伤，加相应部位。

［**操作**］耳尖、屏尖、对屏尖放血，各穴出血 3~7 滴，余穴用毫针强刺激，留针 30 分钟，一般留针 10 分钟时开始热退。

2. 王忠阑尾方

[主穴] 阑尾穴、大肠、小肠、交感。

[配穴] 肺、脾、胃、耳中。

[操作] 用 0.5 寸 28 号毫针，垂直刺入穴位，直至软骨，行捻转泻法，候至耳廓发胀、发热为度，留针 1 小时。

[按] 本法共治 47 例，全部病例只治一次而热退痛止。

3. 王忠乳腺方

[主穴] 乳腺、胸椎、耳尖、内分泌。

[配穴] 肾上腺、脾、胃。

[操作] 以毫针垂直刺入胸椎穴至软骨；乳腺穴针尖朝向胸椎穴 45° 刺入，行捻转泻法，候至耳廓发胀、发热为度；耳尖放血 6~8 滴，余穴用常规治法。

[按] 该法对急性乳腺炎疗效显著，但对化脓者不用。本方去耳尖，加肝、神门、脑点等穴，曾治乳腺小叶增生症、乳腺囊肿 100 余例，均取得很好效果。

二、刘士佩简介及其耳穴验方

刘士佩（1939 年—），安徽省巢湖市人，巢湖地区人民医院针灸科主任，主任医师，教授。1964 年在部队卫生队工作中，幸得耳穴老前辈王忠教授指导，进入了耳穴探索小组。在书本资料、前人经验与人体耳廓之间反复观察、辨认、对照、分析，历经成千上万次实践后，终于成为"耳穴神眼"、"现代扁鹊"、"中国耳穴望诊第一人"。担任《耳廓诊断》安徽省研究协作组组长、全国耳穴诊治专业委员会常委、中国耳穴临床诊断研究组组长，出版了《刘氏耳穴诊断学》、《新编耳穴望诊》、《耳廓诊治与养生》等专著。

1. 刘士佩强心扶脉方

[主穴] 心、皮质下、肾上腺、相应部位。

[配穴] 肺、脾、肝、肾、小肠、内分泌、交感。

[操作] 心穴用双针刺入，以加强心肌收缩和舒张功能，促进心脏泵力，促使动脉复生，余穴用中等刺激，每天 1 次，每次 30 分钟，7 次为 1 疗程。

[**按**] 该法共治无脉症（大动脉炎）86 例，其中治愈占 60%，显效 27.1%，好转 8%，无效 5%，总有效率为 95%。此外本法对未溃烂的脉管炎、雷诺氏征等也有良好效果。

2. 刘士佩排石方

[**主穴**] 胰胆、十二指肠、肝、口。

[**配穴**]（1）一般加交感或耳迷根、内分泌；

（2）气滞型（胁肋胀满、阵发性疼痛、纳少厌食、嗳气呕恶），加三焦、口、脾、腹外穴；

（3）湿热型（胁肋胀痛、恶寒发热、口苦纳呆、厌油、恶心呕吐、小便黄赤、大便干），加皮质下、耳尖、肝阳放血；

（4）气虚型（胁肋隐痛、悠悠不止、喜按、神疲、寡欢、纳少腹胀、厌油、便溏、形寒肢冷），加肾、脾、缘中、三焦。

[**操作**] 常规消毒，胰胆对压，可提高排石率 2 ～ 3 倍。

3. 刘士佩颈椎方

[**主穴**] 颈椎、肾、枕。

[**配穴**] 神经根型，加肝、神门；交感型，加交感、耳迷根；血管型，加心、缘中；软组织型，加脾、肝穴；脊髓型，加肾上腺、下耳根、皮质下、神门。

[**操作**] 常规治疗。

注：其中颈椎区阳性反应点要对压，即能提高疗效。

三、许平东简介及其耳穴验方

许平东（1929 年—），江苏省无锡市人，上海市杨浦区中心医院外科主任医师。1955 年毕业于浙江医学院。在临床医疗工作中，耳闻我国耳穴医学在国外大放光彩。血气方刚的许平东决心"弃刀从针"，与胡地松、崔开贤等人一起筹建"上海市耳针协作组"，昼夜兼程，废寝忘食，风雨无阻，从不停歇。功夫不负有心人，终于首先提出耳穴诊断肝癌的方法、耳针治疗急性阑尾炎的机理探讨，编写《耳穴诊断手册》，总结出了耳穴摸诊方法、意义与规律，为耳穴事业的发展做出了重大贡献。

1.许平东呃逆方

[**主穴**] 耳中、胃、神门。

[**配穴**] 严重或久治不愈，配交感；情志刺激而发，加皮质下；有关疾病继发者，加治原发病。

[**操作**] 用 1.5 寸毫针，施以轻刺激（补法），先右后左。耳中穴找到压痛点后垂直深刺到达软骨膜稍下；胃穴以 45° 向耳中穴方向深刺；神门穴以 30° 向三角窝方向深刺达软骨膜前面，施以逆时针方向快速捻转，以加强刺激。

[**按**] 相关穴位的针尖方向必须朝膈穴的方向斜透，候至患者难忍为度，留针 30 分钟，隔天 1 次。急性者一次而愈，慢性者 3～5 次即止。

2.许平东安眠方

[**主穴**] 皮质下、心、肾、神门。

[**配穴**] 消化功能紊乱者，加胃；气血亏损者，加脾；肝胆火旺者，加肝；头晕目眩、烦躁不安者，加枕。

[**操作**] 取一块 0.8 厘米 ×0.8 厘米的胶布，中央粘上一颗王不留行籽，对准穴点贴上，按之使患者胀、痛、麻、热等感觉，按捏 3 分钟，候至耳廓发热、发红为度，每天 3 次，3 天 1 个疗程。双耳互换。

[**按**] 失眠属于功能紊乱之病症，方中神门、皮质下以调节整个大脑皮层兴奋与抑制，使之协调平衡。配心，以降火；取肾以升水，使水火相济，心肾相交。四穴相配，共奏滋阴清热、交通心肾之功。

3.许平东痛经方

[**主穴**] 内生殖器、肝、皮质下。

[**配穴**] 经前痛，加内分泌；经后痛，加交感；经期痛，加神门、缘中。

[**操作**] 用毫针强刺激，留针 15 分钟，一般一次而止。

[**按**] 痛经是子宫过度倾屈、子宫颈口狭窄、子宫内膜异位等因。属于中医气滞血瘀、寒湿凝滞、气血虚弱、肝肾亏损等所致气血运行不畅之故。

四、刘福信简介及其耳穴验方

刘福信（1937 年—），陕西省长安县人，陕西省结核病院针灸科主任医师，全国耳穴诊治专业委员会委员，中国耳穴诊断研究组成员。1957 年毕业于卫生学校药剂班，1959 年在调剂工作岗位上听到诺吉儿教授耳穴研究情况，深受刺激，他想中华民族炎黄子孙应当全力以赴为国家争光、为民族争气。他暗下决心，在干好本职工作的同时，自学耳穴，对着镜子在自己耳廓上练习手法，在亲人耳廓上扎针治病，冬去春来，年复一年，终于掌握了耳穴诊治规律。"针到痛止"、"术到病除"的疗效在病人中传开。因此，时任药物调剂员的刘福信，业余时间被患者围得水泄不通。为了顺应民心，20 世纪 70 年代末，上级领导同意将刘福信从药房转为针灸科，从事耳穴临床工作。他不负众望，更加努力向上。1990 年《耳针疗法》一书出版了，"耳穴综合戒毒"一文于 1993 年 11 月在日本召开的"第三次世界针灸大会"上宣读，受到与会代表的高度赞赏。

1. 刘福信嗜睡方

［**主穴**］肝、心、脾、胃、兴奋点、皮质下。

［**操作**］埋针，先取一侧，3 天后换另一侧，共治 4 次。

［**按**］肥人多湿；《杂病源流犀烛》云："多寐心脾病也。心神昏浊，自不能主明，心火虚寒，土不得健，故而嗜睡。"方义是据五行学说："肝木生心火，心火培脾土，使脾气健运，湿得祛除；又心主神明。"兴奋点、皮质下穴具有醒脑作用。也可改用毫针强刺激，以加强其功，达到脾健湿化、脑醒神明之效。

2. 刘福信风疹方

［**主穴**］心、肝、肺、风溪、内分泌。

［**操作**］用毫针强刺激，留针 30 分钟，每隔 10 分钟，行针 1 次，每天治疗 1 次，共治 2 次，并给予安蛔驱虫治疗。

［**按**］儿童多有食积、虫积，可致胃肠实热；更衣、减衣易感风邪，故病而发。本方肺穴能推动气血运行；心穴宁心安神，调和营卫；神门穴镇静安神，止

痒止痛；脾穴，运化水谷，消积纳食；肝穴疏肝理气，除风散邪；风溪曾称"过敏区"、"荨麻疹区"，为治疗皮肤病的特定部位，具有除湿、散风、止痒、消肿之功，俗称"去过敏"。诸穴合用，共奏疏泄透达，除风散邪，调和营卫，宁心安神，止痛止痒，故达"标症"速去，复加"安蛔驱虫"，以致"根本"得治，能使顽疾自愈。

第八章

耳穴治疗常见病

第一节　70种常见病耳穴选配法

表 8-1　70种常见病耳穴选配法

病　名	主　穴	配　穴	随症加穴
感冒伤风	感冒点、肺、内鼻、肾上腺	风寒型（普通感冒、单纯性流行性感冒），配皮质下、膀胱 风热型（急性上呼吸道感染、肺炎型流感、中毒性流感），配耳尖、气管、大肠	发热重，加耳尖、屏尖、肾上腺、耳背静脉放血 鼻流清涕，加风溪、肾上腺 头晕甚，加枕、外耳 胃纳不佳，加胰胆、胃 大便失常，加脾、直肠
头痛	皮质下、神门、枕小神经	风寒型（急性鼻炎、副鼻窦炎、三叉神经痛），配肺、感冒点、兴奋点 风热型（急性鼻炎、三叉神经痛），配耳尖、屏尖放血、扁桃体 痰浊瘀阻型（偏头痛、高血压），配肾上腺、内分泌、胰胆 肝阳上亢型（高血压、神经官能症），配肝、肝阳、胰胆、耳尖放血 气滞瘀血型（脑震荡、脑挫伤后遗症），配肝、交感、枕小神经、肾上腺、耳背静脉明显处放血 气血不足型（贫血、病后体虚、神官），配脾、心、垂前 肾精亏损型（高血压、神经官能症、动脉硬化），配肾、垂前、耳背肾、内生殖器	前头痛，加胃、额、脑点 后头痛，加膀胱、枕、颈椎 偏头痛，加胰胆、三焦、颞 血管性偏头痛，加耳背静脉（上1/3近耳根显露的血管）点刺出血 头顶痛，加膀胱、肝、枕 感染引起，加肺、肾上腺、对屏尖 鼻窦炎引起，加内鼻、外鼻、肾上腺、对屏尖 屈光不正，加目1、目2、眼 神经衰弱，加心、肾、缘中 高血压，加肝阳、耳背沟、耳尖放血 恶心呕吐，加枕、胃、交感 发热，加耳尖、神门
百日咳	肺、对屏尖、交感、肾上腺	邪郁肺卫型（前驱期），配神门、气管 痰热壅肺型（痉咳期），配交感、枕、耳尖放血 肺阴耗伤型（恢复期），配耳背肾、肾	咳较重，加枕、咽喉、镇咳 呕吐，加脾、胃、贲门 感染者，加耳尖、轮1～4点刺出血 久咳体虚，加肾、内生殖器

续表

病　名	主　穴	配　穴	随症加穴
急性支气管炎	肺、气管、膀胱	风寒束表型（急性支气管炎），配皮质下、内分泌 风热犯肺型（急性气管炎并发咽炎、慢支伴感染），配耳尖、屏尖、肾上腺、轮1～3点刺出血	咳重，加交感、缘中、枕、耳迷根、皮质下 喘甚，加交感、咽喉、对屏尖、皮质下 过敏引起，加风溪、激素点 痰多，加脾、交感、大肠
慢性支气管炎	脾、肺、气管、内分泌	脾虚痰阻型（单纯慢性支气管炎），配胰胆、三焦 肝火灼肺型（慢性支气管炎伴继发感染），配肝、耳尖、神门 肺肾阳虚型（慢性支气管炎、慢性支气管炎并发阻塞性肺气肿），配肾、耳背肾、皮质下	咯血，加耳中 咳剧，加耳迷根、缘中、脑点、角窝中、交感、支气管点、肾上腺 痰多，加口、胰胆、三焦 喘重，加枕、对屏尖 肺有啰音，加肺、艇角
咽喉异物感	咽喉、食道、肝、神官点	肝气上逆型（暴怒后发病），配皮质下、神门、交感 痰气互结型（常随心情不畅而加重），配内分泌、胰胆、三焦 肝胃不和型（常感胃气上冲喉间），配胃、腹（内）、耳迷根 阴虚火旺型（常感喉干不适），配肾上腺、肾、神门	心烦不安，加枕小神经 胸胁满闷，加胸、胸椎
急性胃炎	胃、交感、肺	寒湿犯胃型（急性单纯胃炎），配皮质下、内分泌 饮食停滞型（急性单纯胃炎），配胰胆、贲门 肝气犯胃型（胃神经官能症），配肝、神门、三焦	发热，加耳尖、屏尖、肾上腺放血 痛甚，加耳迷根、皮质下、神门、垂前 便秘，加大肠、直肠 腹胀，加艇中、三焦
慢性胃炎	脾、肺、皮质下	肝脾气滞型（慢性浅表性胃炎、胃神经官能症），配胃、肝、交感 脾胃虚寒型（慢性浅表性胃炎、胃神经官能症），配胃、内分泌 胃阴不足型（慢性萎缩性胃炎、胃神经官能症），配胰胆、内分泌	恶心呕吐，加贲门 便秘，加大肠、便秘点 口渴，加口、渴点 痛甚，加神门、耳迷根 反酸，加胰胆、交感、消皮、十二指肠
细菌性痢疾	大肠、交感、内分泌	湿热痢型（急性痢疾），配神门、耳中 疫毒痢型（急性中毒痢），配耳中、耳尖、肾上腺放血 寒湿痢型（慢性迁延痢），配脾、肾 休息痢型（慢性菌痢），配脾、肾上腺	腹胀甚，加三焦、腹胀区 恶心呕吐，加胃、贲门 发热，加耳尖、肾上腺放血

续表

病　名	主　穴	配　穴	随症加穴
急性腹泻	大肠、直肠、胃	外感风寒型（胃肠型流行性感冒），配肺、三焦 湿热中阻型（夏秋急性肠炎、小儿消化不良），配神门、耳尖、屏尖放血 饮食停滞型（消化不良、急性肠炎），配胰胆、交感	烦渴，加心、肝阳放血 肠鸣，加交感、神门 消化不良，加小肠、胰胆 呕吐，加交感、贲门、消皮
慢性腹泻	脾、胃、大肠、皮质下	肝旺乘脾型（肠功能紊乱症、过敏性结肠炎），配肝、交感、风溪 脾胃虚弱型（慢性肠炎、肠结核、肠功能紊乱等），配胃、胰胆、肺、脾点 脾肾阳虚型（肠结核、慢性肠炎、肠功能紊乱），配胃、小肠、肾	黏液多，加耳迷根、肺、心 兼有脓血，加肾上腺、肝、小肠 小腹下坠感，加小腹、艇中 过敏引起，加风溪、结肠、神门 吸收功能差，加胰胆、肾 神经官能症，加缘中、心 消化不良，加胰胆、小肠
胆道蛔虫症	胰胆、交感、十二指肠	蛔厥型（单纯性急性胆道蛔虫症），配耳迷根、肝、神门 湿热型（胆蛔伴感染），配耳尖放血、胃、内分泌 瘀滞型（发作后期），配肝、皮质下、肾上腺	呕吐，加胃、贲门、耳中 痛甚，加神门、三焦、皮质下、耳迷根、胆蛔穴（胃穴稍后下方）
胆石症	胰胆、肝、腹外、外耳、十二指肠	气滞型（无明显症状的胆囊炎、肝内胆管结石及慢性胆管炎、胆囊炎等），配三焦、皮质下、神门、交感、肝胆线（肝、胰胆穴连线） 湿热型（肝内胆管结石、胆总管结石梗阻、感染和急性胆囊炎），配耳尖、肾上腺 瘀结型（肝内胆管结石、术后残余结石并发急性梗阻性化脓性胆管炎、胆汁性或化脓性腹膜炎），配肝阳、内分泌、心、肺	胆囊结石，加交感、胃 胆总管结石，加三焦、耳迷根 胆管结石，加交感、耳迷根 肝内胆管结石，加肝阳 胆囊炎，加肾上腺、交感、神门 胆固醇高，加内分泌 胆绞痛，加膈、交感 排石困难，加耳迷根与胰胆合用 炎症重，加内分泌、三焦、神门 黄疸，加肾上腺、心、耳尖 痛甚，交感与胰胆合用
阑尾炎	阑尾、大肠、交感	气滞血瘀型（单纯或慢性急发及穿孔后腹膜炎），配神门、肝、肺 瘀阻化热型（急性单纯性阑尾炎或化脓肿），配直肠、三焦、肾上腺、皮质下	高热，加耳轮 1~3、耳尖、屏尖点刺放血，深刺皮质下 痛甚，加口、耳迷根、相应部位、阑尾

续表

病 名	主 穴	配 穴	随症加穴
小儿厌食症	脾、胃、口、皮质下	肝脾不和型（环境改变肝炎、泌尿系统、呼吸道等急慢性感染），配肝、贲门、三焦 脾胃气虚型（偏食、吃零食或寄生虫病），配胰胆、饥点、兴奋点	性急喜怒，加心、小肠 热性甚，加耳尖放血 食入难消，加胰胆、交感 大便不成形，加大肠、直肠
心律失常	小肠、交感、皮质下	心气不足型（神经官能症、重度贫血、心肌炎、风心），配皮质下、小肠、脾、耳迷根 心阳不足型（各种器质性心脏病），加皮质下、缘中、肾上腺、内分泌 阴虚阳亢型（窦性心动过速、室性阵发性心动过速、神经官能症），配肝、肝阳、心脏点、肾上腺、肾 血管瘀阻型（风心、冠心、动脉硬化），配肾上腺、皮质下、耳背静脉点刺放血	心慌心悸，加枕、神门 头晕胸闷、呕吐痰涎，加内分泌、三焦 器质性病引起，加小肠、耳迷根 合并神衰，加肾、皮质下 合并高血压，加耳背沟 心动过速，加心脏点、耳背心 心动过缓，加肾、肾上腺、兴奋点 心绞痛，加心脏点
面神经麻痹	相应部位、三焦、胃、缘中	风寒阻络型（面神经炎症初期），配肺、皮质下、肾上腺、枕 肝胆湿热型（面神经炎症初期），配耳尖放血、肝、胰胆、内分泌、肾上腺、枕 肝肾阴虚型（面神经炎症后期），配肾、肾上腺、神门 气血虚弱型（面神经炎后期），配脾、皮质下	感冒发热头痛，加感冒点、耳尖放血 便秘，加大肠、直肠 病久口干舌燥，加肾上腺、内分泌 面肌萎缩，加内生殖器、兴奋点 初期或两个月以上不愈，加耳颞神经点、耳尖、耳背静脉放血
面肌痉挛	口、三焦、肝、脾	风寒留滞型（伤风后发病），配肺、枕、双侧耳尖放血 血虚风动型（体虚或中午以后发病），配心、皮质下、内生殖器 肝阴不足型（日久不愈），配枕小神经、枕、神门	内分泌功能紊乱，加内分泌、交感 讲话、发笑、饮食而诱发，加肝阳、耳尖放血 便秘，加大肠、胃、便秘点
三叉神经痛	三焦、面颊区、耳颞神经点、相应部位	风邪阻络型（炎症引起原发三叉神经痛），配脾、大肠、肺 气滞血瘀型（动脉硬化、过敏、水肿压迫神经根），配肝、肾上腺、热穴	第一支痛，加眼、颞、外鼻 第二支痛，加上颌、上颚 第三支痛，加下颌、下颚 疼痛不止，加外鼻、外耳、内耳、神门 舌有瘀斑，加耳尖、耳背沟、耳背静脉点刺出血

病　名	主　穴	配　穴	随症加穴
癔病	心、神门、皮质下、内生殖器	痰火内扰型（激情暴发者），配缘中、枕、咽喉 肝阴不足型（突然出现麻木、僵硬、抽搐、瘫痪等），配肝、目1、目2 痰浊阻肺型（自感气上冲胸），配肺、咽喉、颈椎 脾阳衰弱型（食道痉挛、吞咽困难），配脾、胃、食道、交感 肾阴亏损型（突感耳聋耳鸣），配肾、膀胱、内耳	特别注意给予恰如其分的暗示疗法
眩晕	肝、脾、晕点、枕	肝阳上亢型（高血压、神经官能症、更年期综合征），配肝阳、降压点、耳背沟放血 瘀血阻络型（脑震荡、脑挫伤后遗症），配肾上腺、皮质下、耳背静脉放血 痰湿中阻型（耳源性、眼源性、神经官能症），配内分泌、胃、三焦、肺 气血亏虚型（贫血、直立性低血压、神经官能症），配皮质下、胃、心、兴奋点 肾精不足型（高血压、神经官能症、动脉硬化），配肾、内生殖器、睾丸1	脑动脉硬化或脑外伤后遗症，加枕小神经点、皮质下 高血压，加降压点、耳背沟 低血压，加升压点、脾、心、小肠、交感、下耳根、甲状腺、肾上腺、低血压沟、兴奋点 颈椎病，加颈、颈椎 神经衰弱，加额、缘中、垂前 步态不稳（前庭伤），加枕透额、内耳 耳聋耳鸣（耳蜗伤），加外耳、神门 神经官能症，加神官点、神门
药物性眩晕	内耳、外耳、肾上腺、皮质下	肝阴不足型（前庭损伤），配肝、枕透额 肾精耗伤型（耳蜗损伤），配肾、内生殖器 痰湿内阻型（前庭、耳蜗损伤），配内分泌、脾、三焦、胰胆	头痛，加枕、颞、额 呕吐，加胃、交感
耳源性眩晕	内耳、外耳、枕、肾、皮质下	风火上扰型（发怒而发作或加重），配神门、耳尖、肝阳点刺出血 阴虚阳亢型（耳鸣声高、眩晕加重），配神门、肾、肝、肾上腺 心脾血虚型（头眩遇劳加重），配心、脾、缘中 肾精不足型（眩晕日久、听力减退），配肾、兴奋点、内生殖器或睾丸1 痰浊中阻型（头重、肢倦、嗜睡），配内分泌、胰胆、三焦、脾	眩晕甚者，加晕点、晕区 低血压，加升压点、低血压沟、兴奋点 高血压，加降压点、高血压点、耳背沟、奇点 耳鸣重，加上腹、下腹、耳庭 老年耳鸣，加耳聋点

续表

病 名	主 穴	配 穴	随症加穴
坐骨神经痛	腰△、臀、神门、耳尖放血	寒湿入络型（干性坐骨经神痛、因寒湿而发），配皮质下、内分泌、脾 瘀血阻滞型（根性坐骨神经痛因、外伤而发），配腰骶椎、肾、肝、肾上腺 气血虚弱型（坐骨神经痛后期），配肾、皮质下、兴奋点、内、外生殖器	痛在后侧，加膀胱 痛在外侧，加胰胆 炎症明显或痛严重，加耳尖放血、肾上腺、内分泌
小儿多动症	肾、心、皮质下、脑干	肝肾不足型（大脑发育不全），配肝、神门或兴奋点 心脾血虚型（消化不良、皮肤干燥），配脾、脑干、兴奋点	健忘多梦，加垂前、小肠 食欲不振，加脾点、口 性急善怒，加肝 疗效不显，加内生殖器、睾丸1、2、卵巢1、2
多汗症	交感、肺、皮质下、内分泌	肺脾气虚型（神经衰弱、全身性自汗），配脾、心、肾 内热壅盛型（颈椎病、甲亢症、内分泌功能失调、全身性或局部性自汗），配耳尖、屏尖、热穴点刺出血 阴虚火旺型（结核病、佝偻病引起的盗汗），配肾、肾上腺、内分泌	局部汗出，加相应部位 手心烦热，加轮4、热穴 苔腻肢重，加脾、内分泌 颈椎病，加颈、颈椎 甲亢，加甲状腺、神门
急性肾炎	肺、脾、三焦、肾炎点	风水袭肺型（急性肾炎初期），配气管、尿道、膀胱 湿热困脾型（急性肾炎），配耳尖、腹水点、输尿管	发热，加耳尖、屏尖、肾上腺 小便混浊，加内分泌、小肠、肾、膀胱 咽红肿痛，加咽喉、扁桃体 头晕口苦，加肝、肝阳点刺出血
慢性肾炎	脾、肾、皮质下、肾炎点	脾阳不振型（肾病型），配腹水点、艇中、内分泌 肾阳虚衰型（肾病型），配肾上腺、兴奋点、三焦 肝肾阴虚型（高血压型），配耳背肾、热穴、脑干	高血压，加降压点、耳背沟点刺出血
尿路感染	肾（膀胱、尿道）、内分泌、交感	湿热下注型（急性肾盂肾炎、膀胱炎、尿道炎），配三焦、肾上腺、外生殖器 脾肾两虚型（慢性肾病综合征），配脾、肾上腺、耳背肾	尿道炎，加输尿管、遗尿点 膀胱炎，加输尿管、脾、小肠 血尿，加耳中、神门 发热，加耳尖、屏尖点刺出血
小便频数	膀胱、缘中	湿热下注型（慢性肾盂肾炎、膀胱炎、结核病），配耳尖、三焦、肾上腺 脾肾气虚型（神经衰弱、肺气肿），配脾、肾、皮质下、内分泌	尿痛，加交感、皮质下 尿道口灼热，加神门、耳尖放血 尿量多，加枕、垂体

续表

病 名	主 穴	配 穴	随 症 加 穴
尿潴留	膀胱、尿道、三焦	膀胱湿热型（老年前列腺肥大、尿道周围脓肿、尿路感染、淋病、膀胱结石），配艇角、输尿管、内分泌 肺热壅盛型（肺严重感染、急性支气管炎），配肺、耳尖、屏尖 肝气郁结型（癔病、术后、产后损伤、肝硬化腹水），配肝、肝阳、交感 瘀滞阻塞型（尿路结石、外伤、术后、产后损伤），配肾上腺、皮质下、肝、腰骶椎、交感 中气下陷型（见于神经性、功能性病症），配脾、皮质下、肾 肾阳衰惫型（见于神经性、功能性病症），配肾、皮质下、缘中	痛甚，加交感 排尿无力，加皮质下、兴奋点
前列腺炎	艇角、尿道、膀胱、肝	膀胱湿热型（急性前列腺炎），配内分泌、肾上腺、耳尖点刺出血 阳虚湿阻型（慢性前列腺炎），配肾、三焦、皮质下 气虚血瘀型（老年前列腺肥大），配交感、耳迷根、盆腔、三焦	腰痛，加腰骶椎、腰痛点 会阴坠痛，加艇角、盆腔 睾丸抽痛，加睾丸、外生殖器
遗精	心、肾、内生殖器、皮质下	心肾不交型（性神经衰弱、神经官能症、梦遗），配神门、脾、缘中 肾虚不藏型（性神经衰弱之滑精），配肾上腺、耳背肾、脑点、支点 湿热下注型（前列腺炎之遗精），配内分泌、艇角、膀胱、三焦、支点	早泄，加肝、胰胆、多梦区 前列腺炎引起，加艇角 滑精日久，加缘中 烦躁不安，加耳尖、枕、心、神门
阳痿	内生殖器、外生殖器、内分泌、对屏尖、兴奋点	肾气不足型（大脑皮层对勃起过多抑制），配睾丸1、睾丸2 心脾血虚型（同上），配脾、心、心皮、缘中 恐惧伤肾型（同上），配脾、心、缘中 湿热下注型（前列腺炎引起），配三焦、小肠	腰腿酸软，加腰骶椎 夜眠不安，临房惊恐，加交感、神门 前列腺炎引起，加艇角、内分泌
睾丸炎、附睾炎	睾丸、肝阳、内生殖器、外生殖器	肝胆湿热型（急性睾丸炎、附睾炎），配胰胆、内分泌、交感、耳尖放血 阳虚湿阻型（慢性睾丸炎、附睾炎），配肾、肾上腺	坠胀而痛，加盆腔点、腹 发热畏寒，加耳尖、屏尖出血 并发腮腺炎，加腮腺、腮腺点 并发前列腺炎、尿道炎，加艇角、尿道
落枕	颈、颈椎、肝	风寒入络型（颈肌感受风寒而形成纤维组织炎），配肺、皮质下 气血瘀滞型（睡眠姿势不当，颈肌过于牵拉或负重扭伤），配脾、三焦、肾上腺	项背痛或前后俯仰受阻，加膀胱、小肠 颈肩痛或转侧受阻，加胰胆 疗效不显，加外生殖器

续表

病名	主穴	配穴	随症加穴
关节炎	相应部位、肾上腺、内分泌、皮质下	风湿寒痹型（慢性风湿性、类风湿性关节炎），配肝、脾、肺、风湿线 风湿热痹型（慢性风湿性、类风湿性关节炎、急性发作、化脓性关节炎），配耳尖、屏尖、肝阳出血 气虚血痹型（肥大性关节炎、肩关节周围炎、类风湿性关节炎晚期），配脾、肾、兴奋点、内生殖器	游走不定（风痹），加风溪、风湿线 疼痛固定（湿痹），加三焦、脾 剧烈疼痛（寒痹），加缘中、热穴、枕、交感 关节热痛（热痹），加神门、心、屏尖 昼轻夜重（血痹），加心、脾（血虚）、肝、耳背静脉放血（血瘀）
肩周炎	肩三角、肩关节、皮质下、肝	风寒入络型（肩周炎初期），配肺、三焦 气滞血凝型（肩关节周围粘连期），配肾上腺、脾、心 筋脉失养型（肩关节粘连后期），配内生殖器、兴奋点	肩部不能抬举，加重用锁骨、肩穴 肩部旋转受阻，加重用锁骨、肩关节耳背对应处 肩部外展外旋受阻，加锁骨、肩关节 炎症且粘连甚者，加内分泌、肾上腺 血虚血瘀，萎缩，加脾、耳中、肝 伴颈椎病，加颈椎、肾
胁痛	肝、胸、神门、枕	肝气郁结型（神经官能症、肋间神经痛），配肝阳、肝炎点 湿热蕴结型（胆石症、慢胆急发、胆道感染），配耳迷根、交感、内分泌或耳尖放血 痰饮阻滞型（胸膜炎），配内分泌、三焦 瘀血停着型（急胆、化脓胆管炎、胆石症），配耳中、耳背静脉放血 肝血不足型（肋间神经痛），配皮质下、耳中、脾	痛甚，加交感、皮质下 肝功异常，加肝阳、角窝中、内分泌、肝炎点
急性腰扭伤	相应部位、肝	伤气型（局部微肿，皮色不变），配神门 伤血型（局部肿痛，皮色已变），配皮质下、肾上腺	伤在腰脊，加腰椎 伤在两侧，加膀胱、肾
痔疮	肛门、直肠、大肠	血热肠燥型（内痔出血），配神门、耳尖耳中放血 湿热下注型（喜食油腻、酒醋者、痔块嵌顿感染者），配内分泌、肾上腺、膈 脾气虚弱型（老年体弱、痔核长期出血），配脾、皮质下、兴奋点	痛甚，加皮质下、神门 脱肛肿痛，加直肠透刺肛门 糜烂坏死，加肾上腺、内分泌 嵌顿，加交感、肝、脾 大便软秽而出血，加脾 便秘，加便秘点

续表

病　名	主　穴	配　穴	随 症 加 穴
急性乳腺炎	肝、胃、乳腺、胸椎	肝气郁结型（急性乳腺炎早期或单纯乳汁瘀滞），配胰胆、三焦、内分泌 胃热壅滞型（重症乳腺炎或急性乳腺炎脓肿），配肾上腺、神门、耳尖、屏尖放血	乳汁不畅，加交感、耳迷根 肿胀疼痛，加胸、垂体 口渴便秘，加大肠、便秘点 发热恶寒，加肺、皮质下、耳尖放血
乳房囊性增生	乳腺、内分泌、胸、神门	痰凝气滞型（青春期），配内生殖器、卵巢、交感 肝肾不足型（未育或更年期妇女），内生殖器、肾、肝	青春期或月经不调，加内生殖器 更年期或心情不畅，加肝 乳房胀痛，加胃
子宫功能性出血	内生殖器、内分泌、卵巢、神门、皮质下	血热妄行型（无排卵型功血），配耳中、耳尖、耳背静脉点刺出血 气滞血瘀型（无排卵或排卵功血），配肝、交感、肾上腺、耳背静脉出血 气不摄血型（排卵功血），配肝、肺、脑点 肝肾阴虚型（排卵功血），配肝、肾、肾上腺	出血多，加止血点、耳中 面目浮肿，加脾、三焦、膀胱 经血紫块，加肝、交感
闭经	内生殖器、内分泌、卵巢、肾	气血不足型（产育过多、产后出血、哺乳过久、人工流产后的继发闭经、原发闭经），配脾、胃、血液点 肝肾阴虚型（肺结核、糖尿病等引起继发或原发闭经），配肝、三焦、脾、耳中 痰湿凝阻型（经期受寒或肥胖者经血不行而引起原发或继发闭经），配脾、三焦、膀胱、缘中 气滞血瘀型（环境改变、精神刺激而引起原发或继发闭经），配肝、交感或脑点、耳尖、耳背静脉放血	胸胁胀痛，加胸椎、肝 形体肥胖，加胰胆、脾 白带多，加三焦、缘中 原发性闭经，加内生殖器、卵巢、肾 更年期闭经，重用内分泌、卵巢、肾、心、肝
经前综合征	内生殖器、内分泌、皮质下、交感	肝气郁滞型（随情志不畅而胀痛加重），配肝、神门、缘中 肝阴不足型（经前隐痛、头晕腰酸），配肝、肾、肾上腺	面目浮肿，加脾、三焦、腹水点 乳房胀痛，加胸椎、乳腺穴
盆腔炎	内生殖器、内分泌、盆腔、肝	湿热兼瘀型（急性盆腔炎、慢性急发），配肾上腺、交感、神门、耳尖、耳背静脉放血 气滞血瘀型（慢性盆腔炎），配皮质下、肾上腺、耳中 脾肾两虚型（慢性盆腔炎），配肾、脾、兴奋点、缘中	腹内肿块，加重用肝、交感、皮质下、肾上腺 疼痛甚作，加止痛点、腰椎 发热，加耳尖、耳背静脉放血 恶心呕吐，加胃、耳中
妊娠呕吐	胃、耳中、交感、皮质下	肝胃不和型（频吐酸水或胆汁），配肝、胃、神门 脾虚湿阻型（呕吐清水），配脾、内分泌、耳迷根	恶阻严重，加脑干、枕 烦躁面红，加肾上腺、肾 呕吐血性苦水，加止血点、血液点

续表

病 名	主 穴	配 穴	随 症 加 穴
胎位不正	矫胎点（子宫穴下外方0.15厘米）、肝、脾、腹、神皮	肝气郁滞型，配肝、交感 脾虚湿阻型，配胃、三焦 气血虚弱型，配心、肺	羊水过多，加胰胆、尿道 羊水过少，加内分泌、遗尿点 腹壁松弛，加腰椎、艇中 腹壁过紧，加肌松点、兴奋点 胎儿过大或月份过大者，加下垂点、兴奋点
乳汁过少	乳腺、脾、内分泌	肝郁气滞型（乳汁浓稠而不通），配肝、三焦、肝阳 气血不足型（素体虚弱、分娩失血过多），配心、皮质下	性急善怒，加耳尖放血 乳房发育差，加内生殖器、卵巢 怀孕期间乳罩过紧，加胃、交感或耳迷根
睑腺炎	耳尖、眼、肝	风热痰滞型（睑腺炎初起），配肺、神门 胃经热毒型（眼睑焮热、硬肿），配胃、大肠、三焦	炎症重，加肾上腺、内分泌 体虚反复发作，加胃、脾
假性近视	目1、目2、眼、新眼点	心脾血虚型（消化功能紊乱、气血不足），配心、脾、皮质下 肝肾亏损型（先天禀赋不足），配肝、肾、内生殖器 肝血不足型（久视而视力下降），配肝、交感、耳迷根	高度近视，加枕、额 屈光不正，重用新眼点 散光，斜视，加胰胆、心、肾 夜盲症，加神门、枕、内分泌、肾上腺 青光眼，加肾、神经点 视网膜炎，加肾、神经点，内分泌、皮质下 疗效缓慢，加耳尖放血
中耳炎	内耳、外耳、肾上腺	外邪阻滞型（急性非化脓性中耳炎），配肺、三焦、内分泌、肾 肝胆湿热型（急性非化脓性中耳炎），配胰胆、内分泌 气滞血瘀型（慢性非化脓性中耳炎），配皮质下、肝、肝阳、内分泌 脾肾两虚型（慢性非化脓性中耳炎恢复期），配脾、肾、兴奋点	耳痛明显，加耳迷根、耳尖、屏尖放血 流脓，加重用肾上腺、内分泌、神门 便秘，加便秘点、直肠 疗效不显，加颞、目2
鼻炎、鼻窦炎	内鼻、肺、外鼻	肺经风热型（急性鼻炎、鼻窦炎初期或慢性鼻炎急性发作），配上耳根、神门、耳尖 肝胆湿热型（急性鼻炎、鼻窦炎），配肝、胰胆、肝阳 脾肺气虚型（慢性鼻炎、鼻窦炎），配脾、皮质下、内分泌	久治不愈，加肾 肥厚性鼻炎，加肾上腺穴 嗅觉失灵，加脑干、大肠、耳颞神经点、嗅中 鼻窦炎，加额、面颊区

续表

病　名	主　穴	配　穴	随症加穴
扁桃体炎	扁桃体、咽喉、轮1~4、胃	湿热犯肺型（急性扁桃体炎），配肺、耳尖放血 肺胃热盛型（急性化脓性扁桃体炎），配肺、神门、耳尖、屏尖、耳背静脉放血 肺肾阴虚型（慢性扁桃体炎反复发作），配肺、肾、肾上腺	发热，加扁桃体穴耳轮处放血 便秘，加大肠、便秘点 各型可酌加扁桃体1、扁桃体2、扁桃体3
失音	声带、肺、咽喉	外感风寒型（急性咽喉炎），配感冒点、气管 风热犯肺型（急性咽喉炎），配扁桃体、支气管点、三焦 痰热互结型（急性咽喉炎），配胃、大肠、内分泌、耳尖放血 肝气郁结型（癔病性失音），配肝、心 肺肾阴虚型（慢性咽喉炎、喉头结核、声带劳损、小结节），配肾、肾上腺 血瘀痰聚型（声带息肉、结节、结核），配肾上腺、皮质下、肝	声音嘶哑，加哑门、声门 咽痛，加喉牙、甲状腺 扁桃体肿大，加扁桃体1~3
颞颌关节功能紊乱	口、三焦、喉牙、对屏尖、相应部位	气血阻滞型（颞颌关节功能紊乱、功能改变阶段），配肝、神门、枕 气血虚弱型（颞颌关节器质性破坏阶段），配脾、胃、大肠	功能影响明显，加神门、皮质下 疼痛严重，加交感、止痛点 疗效不显，加枕小神经点、对屏尖
接触性皮炎	耳尖、肺、风溪、肾上腺、相应部位	风热乘肺型（急性较轻），配神门、耳中 热毒入血型（急性较重），配枕、对屏尖、耳背静脉放血	瘙痒严重，加热穴、血液点放血 疼痛严重，加交感、枕、止痛点 渗液感染，加脾、内分泌、屏尖放血 便秘，加便秘点、大肠
脂溢性皮炎	相应部位、脾、肺、胰胆	肌肤风热型（鳞屑），配肝、交感 脾胃湿热型（脂溢），配小肠、皮质下	热重，加大肠、三焦、耳尖放血 痛甚，加心、小肠 感染严重，加肾上腺、内分泌
神经性皮炎	肺、耳尖、相应部位、耳背静脉	风热挟湿型（初期），配大肠、神门、皮质下 血燥风生型（日久、呈苔藓样变），配内分泌、肾上腺、心、肝	瘙痒异常，加耳中、风溪、枕小神经点 情志不畅而诱发，加心、肝 全身性皮炎，加风溪、耳背肺、耳背静脉第三支广泛性浅刺出血

续表

病　名	主　穴	配　穴	随症加穴
带状疱疹	神门、肺、交感、相应部位	肝胆火炽型，配肝、胰胆、心 脾经湿阻型，配肺、脾、胃、皮质下 气滞血瘀型，配肝、心	化脓性感染，加肾上腺、内分泌、耳尖放血 瘙痒严重，加耳中、风溪、对屏尖 疼痛甚，加枕、神门
脑震荡后遗症	耳尖、皮质下、脑干、肾	气滞瘀阻型（脑震荡、脑挫伤恢复期），配肝、肾上腺、耳背上 1/3 静脉明显处放血、上、下耳根 肝失疏泄型（头晕眼花、注意力涣散），配肝、交感、三焦、颈椎 清阳阻遏型（头晕、嗜睡、脑力劳动后加重），配脾、内分泌、兴奋点	头晕重，加晕点、枕 恶心呕吐，加胃、神门 少眠多梦，加神门、心、交感 头部麻木，加枕小神经点、额、肝、枕
脑血管意外后遗症	皮质下、缘中、肝、相应部位	风痰阻络型（脑梗塞），配肺、内分泌、耳尖放血、上、下耳根 气虚血瘀型（中风后半身不遂或麻木），配心、脾、肾、三焦 肝肾阴虚型（局部肌肉消瘦、酸麻），配肾上腺、耳背肾、枕	吞咽困难，加口、咽喉、耳迷根 语言不利，加心、脾 小便失禁，加膀胱、尿道 大便失禁，加大肠、直肠、肛门 肩部肌肉瘫痪，加三焦、大肠、肺 上肢瘫痪，加锁骨透肩 大腿（股四头肌）瘫痪，加胃、脾
急性脊髓灰白质炎	腰椎、脾、皮质下、肢运中枢	邪注经络型（瘫痪前期），配肺、相应部位 气虚血滞型（瘫痪期），配肝、肾上腺 肝肾亏损型（顽固性后遗症），配肝、肾、上耳根、下耳根	热象，加耳尖、屏尖放血 汗多，加交感、耳迷根
中暑	肾上腺、皮质下、内分泌、缘中、耳中	热伤肺胃型（中暑轻症），配耳尖放血、肺、胃 热伤气营型（中暑重症），配耳尖、屏尖、肾上腺、耳背静脉放血 气阴两虚型（中暑危急症），配交感、枕、肾，用艾条温灸之	抽搐，加肝、肝阳 脉沉细，加升压点
糖尿病	胰腺点、胰胆、内分泌、三焦、丘脑、耳迷根	肺热上消型（口渴为主），配耳尖放血、肺、口、渴点、垂体 胃热中消型（善食为主），配耳尖放血、胃、饥点、口、垂体 肾热下消型（小便频数量多为主），配肾、膀胱、尿道	皮肤瘙痒，加肺、心、神门、风溪 性欲减退，月经不调，加肝、内生殖器 四肢麻木，加枕小神经点、耳大神经点、相应部位
戒断综合征	口、肺、神门、肾上腺	肺气上逆型（咳喘为主），配气管点、咽喉、支气管点 肝气不舒型（头晕烦躁为主），配肝、肝阳 脾胃不和型（恶心流涎为主），配胃、内分泌	戒酒，加心、胃、酒醉点 烟瘾过大，加缘中 烦躁不安，加心 心情抑制，加肝

续表

病　名	主　穴	配　穴	随症加穴
晕车晕船晕机	晕点、胃、贲门	异味过敏型，配风溪、肾上腺、耳尖、内鼻、肺穴 颠簸震荡型，配枕、内耳、神皮	恶心呕吐，加神门、耳中 头晕甚，加枕、晕点
竞技综合征	心、胃、脾、皮质下	肝气郁结型（郁怒痛经为主），配肝、交感、肝阳、颈椎、枕 心脾血虚型（心慌失眠为主），配胃、内分泌、缘中 肝脾不和型（脘腹胀痛不思饮食为主），配肝、缘中、内分泌、三焦 肝肾阴虚型（眩晕手抖为主），配肾上腺、耳背肾、枕、神门	过度兴奋，加神门、心 情绪抑制，加脑点、脾 心悸，加心脏点 头痛头晕，加耳尖放血、额、枕 大便失禁，加大肠、三焦 肢体震颤痉挛，加肝、神门
药源性不良反应	内分泌、肾上腺、皮质下	肝肾损伤型（用链霉素、庆大霉素及卡那霉素等以后），配肝、肾、内耳、外耳、目1、目2 脾胃损伤型（服红霉素、可的松、保泰松后），配脾、胃、贲门、胰胆、耳中 心脾损伤型（用氯霉素、氨基比林药后），配心、脾、耳中 脾肺损伤型（用氨硫脲、复方新明磺碘后），配肺、脾、心、三焦、耳中	失眠，加神门、缘中 嗜睡，加兴奋点、丘脑 发热烦躁，加耳尖放血 血压低，加升压点 头痛，加额、交感 烦躁，加心、神门

第二节　耳穴治病举例

一、支气管哮喘

本病是机体对抗原性或非抗原性刺激引起的一种气管支气管反应性过度增高的疾病。临床特征为发作时伴有哮鸣音的呼气性呼吸困难。长期反复发作者，常并发慢性支气管肺气肿，甚至发展为慢性肺源性心脏病。属于中医学的"哮喘"范畴。

（一）临床表现

本病发作与缓解均较迅速，发作时突然胸闷气急，呼气性呼吸困难，发出哮鸣声，甚则张口抬肩，严重时出现紫绀，不能平卧，咳出较多泡沫样痰液后气促减轻。

在耳穴肺及肺区前 1/3 处呈现片状白色、点白密集成片、界限不清或白色丘疹状；对屏尖点状色白边红；肾穴片状白色反应。若伴风溪穴呈现点状或丘疹样色白边缘红晕、触之色白或红、有压痕反应者为过敏性哮喘。若肺底触之增厚，压之极痛，心区扩大 0.3 厘米以上者可能为阻塞性肺气肿；若肺区血管网状怒张，压之极痛，心穴环状皱褶扩大，边缘暗红光泽，压痛明显者一般为并发慢性肺源性心脏病。

（二）证治方法

表 8-2　支气管哮喘证治简表

证 型		症 状	治则	取 穴		
				主 穴	配 穴	随症穴
实证	风寒外束（感染性哮喘或并慢性支气管炎）	咳嗽气急，遇冷发作，喉中痰鸣，痰白清稀，鼻流清涕，伴畏寒发热，头痛无汗	宣肺祛邪化痰平喘	气管、交感、内分泌	皮质下、肺、喘咳	①过敏，加风溪、神门、枕、肾上腺②咳嗽为主，加肺、大肠、肾③感染痰多，加大肠、耳尖、口、三焦、脑干④气喘为主，加肺、对屏尖、肾、神门、枕⑤发热，加耳尖、皮质下点刺出血⑥疗效不显，加艇角⑦巩固疗效，常用脾、肺、肾、三焦、内分泌
	邪热逼肺（哮喘继发感染或肺气肿并发感染）	咳嗽气急，喉中痰鸣，咳吐黄痰，胸闷烦热，口渴，尿黄，伴发热畏寒			耳尖、胃、耳迷根、脾、三焦、枕	
	痰湿阻肺（哮喘急性发作或并发慢性支气管炎）	发作时喉中痰鸣，痰多白黏，或泡沫状，胸胁满闷，恶心呕吐				
虚证	肺肾气虚（哮喘并发慢性肺气肿，肺源性心脏病，心力衰竭和肾病综合征）	说话断续无力，常在活动后发作或加剧，咳声低弱，痰多清稀，自汗畏风	扶正培本化痰平喘	肾、皮质下、肾上腺	肺、心、耳背肺	
	脾肾阳虚（哮喘并发肺源性心脏病，心力衰竭和肾病综合征）	气短，呼多吸少，动则喘甚，痰液清稀，肢冷畏寒，尿频量少，肢体浮肿			脾、兴奋点	

施术：实证用耳尖放血，或用2%普鲁卡因，或1∶1000肾上腺素水溶液，缓慢注射主穴每穴0.1毫升；虚证用压丸、夹治、贴膏或毫针补法，平时经常按摩耳穴脾、肺、肾3穴，以防复发。

（三）临床体会

中医学认为，本病多因脏腑功能虚弱，宿痰内伏于肺，复加外感、饮食、劳倦及气候突变而诱发，痰阻气道，肺气上逆而成。痰之产生责之于脾，肺虚不能布散津液，脾虚不能运化精微，肾虚不能蒸化水液，以致津液凝聚成痰，并伏于肺，成为发病的"夙根"。"急则治标"，发作时用泻法，取交感穴以抑制交感和副交感（迷走神经）神经之兴奋，解除支气管平滑肌的收缩痉挛；取内分泌、肾上腺以抗炎、抗过敏，促进吸收，排泄痰液；气管穴以松弛气管平滑肌，四穴合用以解哮喘。症状减轻后按"缓则治本"的原则，分别用脾、肺、肾等穴，脾能健运，则生痰无源；肺能主气，则宣发津液；肾能纳气，则水道通调，五脏安和，百病不生。然而本病属顽固性慢性疾患，需长期治疗，且要调节饮食、寒温，注意劳逸结合，加强身体锻炼，提高免疫能力，只有医患配合，才能治好本病。

二、消化性溃疡

消化性溃疡主要指胃与十二指肠溃疡而言，属于中医"胃脘痛"、"心痛"等范畴。

（一）临床表现

胃溃疡常于餐后1小时左右开始，在剑突下正中或稍偏左处出现隐痛，得食则增。

耳穴胃区呈现小米粒大的凹陷，边缘光滑，血管充盈，压痛明显。脾区点片状增厚，其色红晕者常为胃溃疡活动期；紫暗者为静止期；兼有条索、界限清楚者为愈合期；血管怒张如蜘蛛状者为溃疡出血。

十二指肠溃疡常于饭后 3 ～ 4 小时开始，在上腹偏右处出现隐隐作痛，得食则减。

耳穴十二指肠区呈现米粒样的大凹陷，边缘整齐，血管侵入耳轮脚上缘，且向胰胆区呈 45° 走向，触之皮下有能移动的小结节，压之剧痛，此区各期表现如胃溃疡，脾、交感、皮质下等穴也有阳性反应。

（二）证治方法

表 8-3 消化性溃疡证治简表

证 型		症 状	治 则	取 穴		
				主 穴	配 穴	随 症 穴
实证	肝胃不和（常见于十二指肠溃疡活动期）	胃脘胀痛，痛连胁肋或痛无定处，常因精神刺激而发作或加重，伴嗳气泛酸	疏肝和胃	胃（或十二指肠）、交感、皮质下、止痛点	三焦、耳迷根	①痛甚，加神门、口、心②便溏，加小肠、胰胆③贫血，加脾、肺④肝气犯胃，加肝、肝阳⑤气滞血瘀，加肝、肾上腺、皮质下⑥脾胃虚寒，加交感、内分泌
	瘀血阻络（常见于溃疡出血期、胃手术后粘连等）	胃痛如刺，痛处固定，拒按，食后加重，常伴黑便或呕血	活血祛瘀		腹（内）、耳中、缘中、血液点、耳背静脉	
虚证	脾胃虚寒（常见于十二指肠溃疡、慢性胃炎、胃下垂等）	胃脘感冷，隐隐作痛，喜温、喜按、喜食、饥饿或劳累后加重	温中散寒	胃、十二指肠、止痛点	脾、耳迷根、腹外	
	胃阴不足（常见于胃及十二指肠溃疡、慢性萎缩性胃炎）	胃脘隐痛，饥而不食，食入饱胀，口苦，咽干，形体消瘦	滋阴养胃		神门、耳迷根、缘中	

施术：实证用耳迷根穴点刺出血，血液点、耳背"Y"形沟处点刺出血 5 ～ 8 滴，余穴用维生素 K₃ 或安络血，各穴注 0.1~0.2 毫升，或 0.5 毫克阿托品 1 毫升，

每天 1 次，两耳交替；虚证用 0.1 毫克维生素 B_{12}，加 2% 普鲁卡因注射主穴，各 0.1~0.2 毫升，3 天 1 次，双耳交替。

（三）临床体会

耳穴治疗本病有良好疗效，但在治疗期间，宜戒烟、戒酒和忌吃刺激性强的食物，避免精神紧张、疲劳过度以及谨防伤风等，才能收到预期效果。由于本病病情缓慢，反复发作，宜坚持长期治疗，方能巩固。

三、高血压

高血压是在安静状态下，收缩压 ≥ 140mmHg 或舒张压 ≥ 90mmHg，在此仅介绍原发性高血压。根据血压升高的程度，分为三级。

1 级高血压（轻度）：收缩压 140 ~ 159mmHg 或舒张压 90 ~ 99mmHg；

2 级高血压（中度）：收缩压 160 ~ 179mmHg 或舒张压 100 ~ 109mmHg；

3 级高血压（重度）：收缩压 ≥ 180mmHg 或舒张压 ≥ 110mmHg 以上。

本病归属于中医学的"眩晕"、"头痛"、"肝阳上亢"、"肝风"等证范畴，并与"心悸"、"胸痹"、"中风"等病有一定关系。

（一）临床表现

早期多无自觉症状，有时可有头晕、头痛、眼花、心悸、失眠、耳鸣、手指麻木等症。随着病情发展，可有心、脑、肾等器官病变之表现，甚至发展为脑血管意外。

在耳廓上常有特殊反应，如心穴呈环状皱褶、光泽；肾上腺穴呈点状红晕或点白边红，压痛明显；额、枕穴也呈点片状红晕，或暗红，压痛明显，触之条索，质地中等；耳垂 1 区近屏间切迹下缘（即升压点）可触及片状隆起。肝穴呈片状隆起、质地较硬、界限不清者，常为肝阳上亢型。更为有趣的是耳背沟上常有点状白色边缘红晕、血管怒张等特征，如在耳背沟上 1/3 处见之者，一般为收缩压 200mmHg 左右；在中 1/3 处见之者，可提示收缩压为 150mmHg 左右。此外可用降压点（角窝上）与升压点的阳性反应程度来判断血压变化情况。如电测降、升两点均为弱阳性反应者为血压正常；若两点均为强阳性反应者则为舒张压偏高，脉压差小；若降压点强阳性并触及条索，而升压点为阳性，多半提示为动脉硬化性高血压，血压一般大于在 180 ~ 200/110mmHg；如降压点强阳性而升压点弱阳性反应，则血压可波动在 160 ~ 179/100 ~ 109mmHg 之间；如降压点强阳性而升压点为阳性反应者多提示血压偏高，常在 140 ~ 159/90 ~ 99mmHg 之间。

（二）证治方法

表 8-4　高血压证治简表

证型		症状	治则	取穴		
				主穴	配穴	随症穴
实证	肝阳上亢（早期，血管痉挛期，多见于高血压脑病、高血压危象）	头晕而胀，颈项强痛，面红目赤，烦躁易怒，口干而苦	泻火平肝	降压点、皮质下、交感	耳尖、肝、耳背沟、高血压点、肝阳等穴放血	①头晕甚者，加外耳、枕、头昏点 ②头痛，加额、枕 ③心悸，加心脏点 ④肾性高血压，加肾上腺 ⑤肢体麻木、舌强语塞者（血瘀阻络），加心、脑干 ⑥合血脂高、血液动力学改变者，加肝、脾 ⑦合脑损伤，加交感、皮质下、枕、缘中 ⑧合心损伤或心衰，加心、交感、耳前心、耳背肾、耳迷根 ⑨肾脏受损，加肾、内分泌 ⑩合氮质血症，加肾上腺、肾 ⑪疗效不显，加耳尖、肝阳轮流点刺出血
	痰湿壅盛（早、中期血管痉挛期）	头重胸闷，呕恶痰涎	化痰除湿		内分泌、胰胆、三焦	
虚证	阴虚阳亢（中期动脉硬化绝经期高血压）	头晕，头重，脚轻面颊升火，肢麻抖动，健忘耳鸣，五心烦热	滋阴潜阳		肾、神门、耳背沟放血	
	阴阳两虚（晚期、绝经期高血压、动脉硬化，并发心脑肾病变）	头晕耳鸣，面目虚浮，面色苍白，腰腿酸软，夜间尿多，四肢不温	益阴助阳		头昏点、枕、耳背肾	

施术：放血、针刺、埋针、压丸、磁珠、贴膏等常规处置。

（三）临床体会

耳穴对本病疗效显著，首先是临床症状缓解，尤其是初、中期者更为明显，特别是耳尖或耳背沟放血后，即感头脑轻松、视物明亮，虽有个别患者治后血压反而上升，但继续治疗，即能逐渐下降。对体质虚弱或有凝血机制障碍者，必须禁用放血疗法。放血后 1 小时内不要饮水，以免影响疗效。本病属于慢性、顽固性疾病，宜坚持治疗 1~3 个疗程或更长时间治疗，才能使疗效巩固。对晚期者疗效差，且不稳定，故宜配合其他方法进行综合治疗。

四、头痛

头痛是病人自觉症状,可由五官科(如青光眼、屈光不正、鼻咽癌、副鼻窦炎)、颅内占位性病变（如颅内肿瘤）、神经系统（如脑膜炎、急性感染）、全身性疾病（如发热、缺氧、贫血、高碳酸血症、高血压）等近 50 种急、慢性疾病引起。中医学认为"头为诸阳之会"、"清阳之府"，又为"髓海所居"，所以外感、内伤及跌打损伤等均可发生头痛。

（一）临床表现

头痛一症，千差万别，起病有急慢，病情有轻重，病程有长短，更有寒、热、虚、实之别和部位之不同。

常在耳穴额、颞、枕、顶等区分别呈现点片状红晕或点白边红，压痛明显，相应脏腑穴区也见红晕压痛，一般可分别为急性前头痛、偏头痛、后头痛、头顶痛、四穴兼之者则为全头痛。如在上述穴区呈现圆形结节或条索隆起，片状增厚，触之质硬较痛，相应脏腑穴区白色状者，常为慢性头痛。

（二）证治方法

表 8-5　头痛证治简表

证型	症状	治则	主穴	配穴	随症穴
实证 风寒上扰（常见于急慢性鼻炎、副鼻窦炎、三叉神经痛）	全头或一侧痛连项背，遇风受冷头痛加剧	疏风散邪	皮质下、枕、相应部位、耳尖、神门	肺、感冒点、枕小神经点	①前头痛，加胃、额、脑点 ②后头痛，加膀胱、枕、颈椎 ③偏头痛，加胰胆、三焦、颞 ④血管性偏头痛，加耳背静脉（上1/3近耳根部显露的血管）点刺出血 ⑤跳动性钻凿样钝痛，持续性加剧，伴呕恶，且与月经周期有关，加缘中、内分泌 ⑥搏动性作痛，持续数小时至几天，加心、神门 ⑦头顶痛，加膀胱、肝、枕 ⑧感染引起，加肺、肾上腺、对屏尖 ⑨鼻窦炎引起，加内鼻、外鼻、肾上腺、对屏尖 ⑩屈光不正，加目1、目2、眼 ⑪神经衰弱，加心、肾、缘中 ⑫高血压，加肝阳、耳背沟、耳尖放血 ⑬恶心呕吐，加枕、胃、交感 ⑭发热，加耳尖、神门点刺出血
风热上窜（常见于急性鼻炎、三叉神经痛）	一侧或左右交替出现，剧烈头痛，甚则如裂，也有跳痛，灼痛，伴发热恶寒	疏风散邪		耳尖、屏尖放血、扁桃体	
痰浊痹阻（常见于偏头痛、高血压病）	头痛如裹，位于巅顶、前额或全头，伴胸脘痞闷，呕吐痰涎	化痰除湿	通络止痛	胰胆、肾上腺、内分泌	
肝阳上亢（常见于高血压、神经官能症）	头额或两颞胀痛如裂，呈阵发性闪痛，常因精神紧张而诱发或加剧，痛时筋脉跃起，搏动跳痛，午前尤显，伴面红、口苦	清热泻火平肝		耳尖、肝阳、肝穴放血、颞	
瘀血入络（常见于脑震荡、脑外伤后遗症）	头痛如锥如刺，痛处不移，经久不愈，面唇紫暗	活血祛瘀		肝、交感、肾上腺	
虚证 气血不足（常见于贫血、病后体虚、神经官能症）	头痛绵绵，遇劳则甚，朝重暮减，时作时止（气虚）或眉棱骨痛，午后尤甚，面色苍白，心悸怔忡（血虚）	补气益血	柔络止痛	相应部位、皮质下、垂前	脾、心
肾精亏损（常见于高血压病、神经官能症、动脉硬化）	头部发麻，绵绵作痛或头晕空痛，脑转而鸣，腰痛酸楚	补益精髓		肾、耳背肾、内生殖器	

施术：疼痛剧烈时可用。

（1）枕或神门穴、相应部位透刺，顺时针方向捻转，留针 1～24 小时；

（2）2% 普鲁卡因注射各穴 0.1～0.2 毫升，每天 1 次，双耳交替使用，毫针、压丸、埋针、艾灸补之。平时经常按摩耳穴。

（二）临床体会

头痛一症，原因甚多，主要有风邪上扰、痰瘀阻络、脏腑功能失调和气血虚弱等，临症时必须按证分型、病因和部位进行辨证施治。一般来说耳穴对本病均能取得满意效果，其中实证奏效较快，内伤头痛疗效亦较明显，但宜坚持治疗 1～3 个疗程，方能巩固。至于外伤、高血压、中毒、发热以及颅内占位性病等引起的头痛，必须去除病因后头痛才能休止。

五、颈椎病

颈椎病是颈椎肥大性改变、颈椎间盘退变，破坏了颈椎的内在平衡，使椎间变窄，椎间孔变小，椎体后缘唇边及骨质增生，颈椎生理曲线改变，关节囊松弛，周围软组织劳损而使颈脊髓、神经、血管等受压迫，所以又叫颈椎综合征。分为六型：颈、神经根、椎动脉、交感、脊髓、混合等，属中医学"痹症"范畴。

（一）临床表现

本病多发生于 40 岁以上中老年人，以慢性复发性颈痛、头晕、头痛、肩臂痛、手指麻木、心悸、汗出、恶心欲呕等为特征。

耳穴颈椎呈现结节状、串珠状、条片状增厚隆起，皮肤粗糙，凹凸不平，状如阶梯，边缘红晕或暗红，压之极痛；肾、内分泌穴也暗红，压痛明显者为颈椎病。若发生于对耳轮起始部之内侧者，可能为第 3~4 椎；发生于中段中线处者一般为第 4～5 椎；发生于上段近胸椎处之外侧者，常为第 6～7 椎。其特征为：片状增厚者提示为颈型；结节状、串珠状，且指穴电测强阳性者，为神经根型；条索状、颜色潮红者，多半为椎动脉型；点白边红者，为交感型；隆起明显者，可疑为脊髓型；兼有两种以上特征者多为混合型。如在对耳轮起始处之外侧呈现片状隆起，质软、色白、电测阳性者，为颈肩综合征。

（二）证治方法

表 8-6　颈椎病证治简表

证型		症状	治则	取穴		
				主穴	配穴	随症穴
实证	络脉痹阻（常见于颈型，即痹痛型颈椎病）	外伤、劳损或感受风邪后，逐感颈、肩背及上肢胀痛，不能转动	祛风散邪疏通经络	颈椎、肾、晕宫、相应部位、枕、神门	肺、皮质下	①第3~4椎增生，加枕、脑干②第6~7椎增生，加耳背对应处③外伤血瘀，加耳中④年轻者，加内分泌、肾上腺⑤头晕，加枕、额、缘中⑥骨赘软化控制不理想，加内分泌⑦脊背困痛，加上背；⑧肩冷痛，加肩、肾上腺
	经脉闭阻（常见于神经根型，即麻木疼痛型）	外邪留滞后，逐感头痛、颈、肩痛，上肢、手指麻木作痛，随头部活动或咳嗽而痛增			膀胱、三焦、脾	
虚证	内热伤阴（常见于交感型，即虚弱型）	病程日久，局部深处酸痛、钝痛、灼热、心悸、汗出、颜面潮红、视力下降	滋阴清热		肾上腺、神门、耳尖放血	
	气虚血瘀（常见于椎动脉型，即眩晕型）	体虚久劳逐致眩晕，甚至恶心欲吐，头晕甚，偏头痛，晨起、位置移动或头部活动而痛增	补气行瘀补血柔络		外耳、枕小神经点、耳背静脉放血	
	肝肾不足（常见于脊髓型，即痿弱型）	缓慢性进行性下肢麻木，发冷酸痛，行走不稳，猛然仰头时则全身麻木，双腿发软，甚则摔倒，重者下肢痉挛性瘫痪，可伴尿频、尿急、排尿无力、淋漓不尽、性生活障碍	补肾填髓		肝、内生殖器、缘中	

施术：除耳尖放血以外，余穴用针刺或压丸，平补平泻法，并配合手法，

活动局部，但是，属脊髓型颈椎病者禁用手法治疗。

（三）临床体会

耳穴对本病消除症状较快，但根治较难。

六、腰痛

腰痛是指腰脊、单侧或双侧腰部作痛而言。但它不是单一或一类疾病的名称，其病因甚为复杂。

（一）临床表现

本病初起有缓有急，有腰酸、腰重、腰冷之别。

耳穴腰椎呈现小片增厚、串珠状、结节状或条段状隆起者，为腰椎骨质增生；若见血管充盈、且横贯对耳轮上 4/5 处呈片状水肿、色白、压痛明显，且有压痕反应者，一般为肾虚腰痛；若腰椎穴外侧呈点状凹陷，小片状红晕、光泽、充血、界线不清，压之极痛者，可能为急性腰扭伤；若腰肌穴外侧呈片状增厚、红晕、光泽，血管呈条段放射状扩张、压痛明显者，大半为急性腰肌劳损；如外侧边缘不整齐、不规则、条状隆起，触之条索、结节、质硬、压之极痛，色灰白或暗紫，其耳背对应处也有条索状隆起，有压痕反应者则为慢性腰肌劳损；腰肌穴纵横凹陷，点片状红晕，并见坐骨神经区呈环状皱褶、色白丘疹、压之极痛者，多为腰椎间盘突出。

（二）证治方法

施术：实证先予放血，出血量宜多，余穴以针深刺或对压，刺激量由轻而重，直至穴位发热扩散到患处为度，也可用普鲁卡因、维生素 B_1 或当归注射液，各穴位注 0.1～0.2 毫升，隔天一次，两耳交换治疗；虚证用压丸、夹治、贴膏、按摩等常规治疗。

表 8-7 腰痛证治简表

证 型		症 状	治 则		取 穴		
					主 穴	配 穴	随 症 穴
实证	寒湿阻滞（常见于腰肌风湿、类风湿性脊柱炎）	腰部冷痛、重者转侧困难，静卧不减，得热则舒，遇阴雨天气则加重	散寒化湿	通经活络	腰、肾、膀胱、肝、枕	皮质下、脾	①小便急痛，加尿道、交感②妇人带多，加内分泌、内生殖器③风湿者，加肾上腺、风湿线、内分泌
	湿热交阻（常见于急性肾盂肾炎、肾结石、盆腔炎）	起病急骤或反复发作、单侧或双侧腰痛、灼热，伴小腹、腰骶部隐隐作痛或下垂感，尿急、尿频、尿痛或尿血，发热恶寒	清热利湿			三焦、交感、耳尖放血	
	气滞血瘀（常见于腰部扭伤、腰椎间盘突出）	腰痛如刺，痛处不移，拒按，俯仰转侧皆感困难，昼轻夜重，动则痛减，常随气候变化加重	行气活血			肾上腺、皮质下、耳背静脉放血	
虚证	肾虚失养（常见于腰肌劳损、肾结核、慢性肾炎、盆腔炎、慢性肾盂肾炎等）	腰痛酸软，隐隐而作，朝轻暮重，不胜烦劳，得逸则减，常喜叩击腰部以缓解疼痛	壮肾填精	柔和脉络		内生殖器、兴奋点、耳背肾	

（三）临床体会

耳穴对本病疗效较高，但症状消失后，还宜巩固治疗 1～3 次，以防复发。对内脏疾病引起者，必须除去原发病，否则停治即发。

七、遗尿

遗尿，又称"遗溺"、"尿床"，是指 3～12 岁的儿童（包括个别成人）醒时小便正常，而睡觉中小便自出。本病分为功能性（发育不全、体质虚弱）和器质性（脊髓损伤、隐性骶椎裂）两种。

（一）临床表现

患者睡眠中经常小便自出，一夜一次或数次，醒后方觉，排尿无异，尿检正常。耳穴肾、膀胱、缘中等处常有阳性反应。

（二）证治方法

表8-8 遗尿证治简表

证型		症状	治则	取穴		
				主穴	配穴	随症穴
实证	肝经湿热（多见于膀胱炎、尿路感染）	遗出之尿，量少色黄，气味腥臊，伴夜间惊叫，梦语齘齿	清热利湿	膀胱、支点、枕、遗尿点	肝、胰胆、耳尖、肝阳放血	①大脑发育不全，加额 ②痰多困睡，加三焦、胰胆、皮质下 ③睡眠过深、呼之不醒，加缘中、耳尖 ④外阴受刺激，加外生殖器 ⑤尿频，加尿道 ⑥病情顽固或有家庭史，加耳尖、枕、缘中 ⑦久病不愈、营养不良，加脾、膀胱 ⑧脊髓损伤、隐性骶椎裂，加腰骶椎 ⑨尿路感染，加内分泌 ⑩久治不效，加缘中、耳背肾
虚证	脾肺气虚（常见于体质虚弱、消化功能紊乱患者）	量少而次数多，伴面色萎黄，食欲不振，少气懒言，大便溏薄，常自汗出	健脾补肺 调补固摄		脾、肺、兴奋点、脑点	
	肾气不足（常见于先天不足、后天失调、发育较差）	一夜数次，量多清白，沉睡不醒，伴智力较差，平时小便较难控制，耳廓柔软如棉，摸之薄而松弛	补益肾气		肾、心、皮质下、肢运中枢	

施术：用毫针、压丸补法，可用0.1或0.25毫克维生素B_{12}注射液注射肾、膀胱，各穴0.2毫升，2~3天1次，5次为1疗程，休息7天后，再行第2疗程。

（三）临床体会

耳穴治疗本病常有当晚见效，2～5次痊愈。但有时有效而不巩固，甚至似有加重现象，经继续治疗又能收到意外效果。对习惯性、发育与营养不良和泌尿系感染及精神紧张等引起的遗尿，效果满意。但对先天大脑发育不全，后天脊髓损伤、隐性骶椎裂引起者疗效较差。值得一提的是本病治疗期间，尚需家长配合，鼓励小孩消除怕羞和紧张情绪，白天不要过于游玩，以免疲劳贪睡，晚餐控制水量，每夜按时叫醒小孩起床排尿 1 ~ 2 次，以形成自行排尿习惯等，方能提高疗效。治疗时避免使用镇静穴，治愈后还需要巩固治疗 3 ~ 5 次，以防复发。

八、月经不调

月经不调是下丘脑—垂体—卵巢轴功能紊乱，引起月经周期或量、色、质的异常。月经提前或推迟一周以上，先后无定期，连续两个周期以上者称为"周期异常"；月经量多，持续一周以上，或量少 1 ~ 2 天即净者为"经量异常"；经色淡红、鲜红或紫黑者为"经色异常"；经质胶稠如漆、凝结成块或清淡稀薄似水者为"经质异常"；在经期或经前 1 ~ 2 天出现周期性吐血或鼻出血者为"倒经"，又名"逆经"；在经期感受风寒，恶寒发热，月经忽断而出现神昏谵语、精神异常者称为"热入血室"，等等。

（一）临床表现

连续 2 个周期以上、月经提前或推迟 7 天以上或周期缩短到 21 ~ 23 天，甚则一月两次，经量多或少，经质稀薄似水或黏结成块，色淡红或紫黑，伴全身症状。据周期、经量变化来辨别寒热，按经色和经质变化来区分虚实。

耳穴内生殖器呈片状红晕，血管网状怒张，甚则整个三角窝呈血泡样反应，或脂溢性脱屑者多为月经来潮；而色暗红或血管色紫者一般为月经刚净。如在内生殖器与宫颈之间呈点片状红晕、光泽、凹陷、脂溢，触之水肿、水波纹、压痕明显者可能为月经过多；如片状隆起、色淡红、光泽、脂溢或整个三角窝呈白色水肿、水波纹范围大且有冲击感，压痕明显，压之极痛，内分泌、脾穴也压痛者为子宫功能性出血；若片状隆起，干枯无泽，或糠皮样脱屑、似涂白粉者则为月经过少；如内生殖器与宫颈之间呈凹陷色白，小片状水肿，压痛明显，内分泌、卵巢 2 压痛者，多为月经先期；若是条片状隆起色白，凹凸不平，压之极痛，内分泌、卵巢 2 压痛者大半为月经过期量少。

（二）证治方法

施术：耳尖、肝阳放血，余穴常规治疗。

表 8-9　月经不调证治简表

证 型		症 状	治 则	取 穴		
				主 穴	配 穴	随症穴
实证	血热妄行（常见于月经先期或倒经）	月经提前，量多色鲜红，或紫黑成块，或经前先有鼻衄，甚则咯血，伴心烦头痛	清热凉血	内生殖器、内分泌、卵巢2、睾丸1	耳尖放血、神门、肝阳	①功血，加卵巢1、卵巢2、脑点 ②疼痛剧烈，加神门 ③经血不畅，加交感 ④心跳缓慢，加心、交感 ⑤心跳快，加耳迷根 ⑥恶心呕吐，腿软无力，加脾、胃
	肝气郁结（常见于月经先后无定、倒经）	月经或先，或后，或先后不定，量多或少，色红紫成块，伴胸闷、乳房胀痛，面红升火，小腹急痛	疏肝解郁		三焦、交感	
	气滞血瘀（常见于经延期、经量减少）	月经延期，量少色紫，或因经期精神受刺激而突然停经，伴小腹胀痛	行气祛瘀		交感、肾上腺、耳背静脉	
	热入血室	正值行经，突然中断，伴发热恶寒，或寒热往来，甚则神昏谵语，夜间尤甚	清热凉血	调经	耳尖、热穴	
	寒凝血瘀（常见于月经延期、经量减少）	月经延期，量少色紫，伴小腹冷痛、拘急，得热则减	温经散寒活血		交感、垂体、卵巢2、丘脑	
虚证	气不摄血（常见于经量过多经期提前）	经期提前，量多，色淡，质稀薄，伴面色萎黄或苍白，少眠、神乏	培补气血		激素点、脾、心膈	
	气血两虚（常见于月经延期）	月经延期，持续不断，量少色淡，质稀，伴头晕目眩、面目、下肢浮肿，尿频便溏			激素点、耳背脾	
	肝肾阴虚（常见于月经先期、经量减少）	月经提前，量少、色淡、质黏稠，伴头晕腰酸，烦热盗汗	滋补肝肾		卵巢2、耳背肾	

（三）临床体会

本法对月经不调，效果明显，一般经 3～5 个疗程可愈。如能再坚持治疗 2 个疗程，则疗效更为巩固。

九、耳鸣、耳聋

耳鸣是耳内鸣响，高音者似蝉鸣（听觉器质性病变），低音者似水流（听觉功能紊乱），久之成耳聋；耳聋是听觉失聪，轻者听而不真，称之"重听"，重者不闻外声，谓之"全聋"。聋分为传音性、感音神经性和混合性三类。本节讨论传音性耳聋，其由外耳、中耳疾病及咽鼓管功能障碍引起。

（一）临床表现

本病初起有缓有急，急性者常为伤风感冒后，耳内阻塞闷胀，听力顿减；慢性者为急性失治、或治之不当、或未治彻底，以及年老体弱而渐致听力减退所致。

（二）证治方法

施术：实证用耳尖、三焦、肝阳等穴点刺放血法，余穴用针刺、压丸泻法治之。也可用维生素 B_1 穴注，各穴注 0.1~0.2 毫升，隔天一次，10 次为 1 个疗程。

（三）临床体会

耳穴对本病疗效满意。中医学认为耳为肾窍；胆经行于耳后，肝胆互为表里；三焦经行于耳后，且入耳中，所以肾、肝、胆、三焦是治疗本病的必选取之穴。

表 8-10　耳鸣耳聋证治简表

证　型		症　状	治　则	取　穴		
				主　穴	配　穴	随症穴
实证	风寒闭络（常见于急性非化脓性中耳炎）	伤风感冒，突然耳内闭塞、闷胀，听力减退，耳鸣音调低，伴鼻塞流涕	疏风祛邪	内耳、肾、耳庭、耳聋点	肺、三焦	①高音调耳鸣，加颞、肝②低音调耳鸣，加咽喉、耳中
	风热上壅（常见于急性非化脓性中耳炎）	伤于风热，或鼻咽炎症后，先鸣后聋，发于一侧或双侧，耳鸣如风刮，耳根肿痛，耳内闷胀，伴鼻流黄涕	清热泻火活络通窍 散风解毒		胰胆、耳尖	

续表

	证　型	症　状	治　则	取　穴		
				主　穴	配　穴	随症穴
实证	肝胆火旺（常见于急性中耳炎或化脓性中耳炎）	突发高热，耳鸣如钟响、如风雷、如潮水声，按之不减，肿胀疼痛，听力顿减，甚至全聋，伴面红耳赤	清热泻火活络通窍 凉血解毒	内耳、肾、耳庭、耳聋点	耳尖、肝阳	③神经衰弱引起，加神门、肾④暴受惊恐而发，加神门、枕⑤老年耳鸣耳聋者，加耳聋穴⑥链霉素中毒，加肝、肾、皮质下⑦疗效不显，加阳维、脑点、上腹、下腹
虚证	阴虚火旺（常听见于慢性中耳炎）	听觉减退，逐渐加重，耳鸣如蝉，头晕目眩，腰膝酸软	滋肾清热 柔络聪耳		神门、心、脾、兴奋点、阳维	
	脾肾两虚（常见于慢性中耳炎后期）	耳鸣如蝉，持续不停，按之减轻，听觉失聪，逐渐加重，伴健忘失眠，遇劳加重	培补脾肾			

据实验报道，耳穴能提高大脑皮层听觉中枢的兴奋性，增强皮层对声音信息的感受和分析能力，使残余听力得到充分利用。耳穴治疗又能使内耳毛细血管壁渗透性增强，改善内耳微循环，有利可逆性病理过程的好转，并防止细胞坏死，刺激耳穴还能调节耳腔压力，使内陷或外凸的鼓膜恢复正常的振动功能，所以对传音性耳聋有较好效果。

十、皮肤瘙痒症

皮肤瘙痒症是由神经、精神等系统功能失调引起，自觉发痒而无原发性皮损。发于老年者称"老年性瘙痒症"；发于冬季者称"冬季瘙痒症"；发于炎热天气者叫"夏季瘙痒症"或"夏日皮炎"或"热性皮炎"。中医学概称为"痒风"、"血风疮"。

（一）临床表现

本病分全身性和局限性两类，全身性又分急、慢性两种。急性者突然起病，全身剧痒，夜间尤甚，持续数分钟至数小时不等，常有抓痕、血痂，情绪激动、衣服摩擦或饮酒等可诱发；慢性者反复发作，迁延数月或数年，出现色素沉着、皮肤粗糙，甚则苔藓样变或继发感染。瘙痒仅限于局部如阴囊、女阴、肛门等，常由局部刺激所致。耳穴肺、相应部位等常出现阳性反应。

（二）证治方法

表 8-11 皮肤瘙痒证治简表

证 型		症 状	治 则	取 穴		
				主 穴	配 穴	随 症 穴
实证	风邪乘肺（常见于过敏性皮肤）	汗出受风或受冷后，肢体伸侧面瘙痒不止，遇冷加重，甚至起鸡皮疙瘩（风寒），或肢体内侧面、屈面，突然起痒，遇热加剧（风热）	宣肺散邪	肺、耳中、枕、相应部位	平喘、风溪	①某些食物、药品、花粉、皮毛、尼龙、树脂等过敏引起，加风溪、肾上腺 ②精神因素诱发,加脑干、皮质下 ③糖尿病，加胰胆、胰腺点 ④黄疸，加肝、胰胆 ⑤痒甚，加上背、耳背沟、耳背静脉点刺放血 ⑥长期使用激素需停药者,加艇中、激素点 ⑦性病,加肾、枕、肾上腺
	寒凝气滞（常见于冬季瘙痒症）	受寒冷刺激后、躯干大腿内侧、关节周围瘙痒不休，多在入睡时发作，得热则减	散寒通络		皮质下、膈	
	湿热阻滞（生虫）（常见于局限性瘙痒）	局部皮肤潮红、湿润、瘙痒难忍，抓之渗液、血痂，日久苔藓样改变	清热利湿	祛风止痒	结核点、交感、耳尖、血液点放血	
	血热生风（常见于夏季瘙痒症）	每当天气炎热则全身瘙痒，四肢尤甚，呈现大片红色皮疹，且有烧灼感，遇热加剧，抓破后血痂明显	清热凉血			
虚证	肾气虚弱（常见于老年性瘙痒症）	中老年人躯干、下肢皮肤干燥瘙痒，抓后出现小片团样红色皮疹，数小时后消退，留下抓痕性血痂，久则色素沉着及苔藓样改变，甚至发展为弥漫性神经性皮炎，局部淋巴结肿大	补血润燥		脾、肾、肾上腺	

施术：常规处置，实证用 0.25%~0.5% 普鲁卡因穴注，各穴注 0.1~0.2 毫升，隔日一次，两耳交替使用，7 次为 1 个疗程。

（三）临床体会

耳穴对本病疗效满意，轻则 1～3 次痒止而愈，重者需治 2～4 个疗程，再巩固治疗 1～2 个疗程，以免复发。由于本病复杂，宜审证求因，对因施治，除去原发病，才能达到真正治愈之目的。

第九章

耳穴保健美容按摩

耳穴按摩在历代医学著作中被列入"养生"、"摄生"和"养性"等章节之中。气功疗法中的"耳功"、推拿疗法中的"耳运法"以及乾隆皇帝"养生歌"中的"耳常弹"等等，都是耳穴按摩的组成部分。清代吴师机在《理瀹骈文》一书中载"以手摩耳轮不拘遍数，所谓修其城廓，以补肾气，以防聋聩，亦治不睡也"，说明按摩方法和意义。

临床实践证明，耳穴保健美容按摩能刺激有关耳穴，激发经气，疏通经络，调气补血，化瘀生新，改善睡眠，既滋养体内脏腑、振奋功能、防治疾病，又提高体质、健身强体，从根本上消除损容疾病的病源，改善循环，消退色斑，祛除青春痘、扁平疣、脂溢性皮炎等病灶，还能改善肌肤干燥粗糙，恢复皮肤弹性，从而达到健康美、自然美、长久美之目的。

第一节　保健美容基础按摩

（一）掌心按摩法

见图 9-1。

1. 方法

双手五指并拢，摩擦发烫后，掌心对准外耳道口，手掌紧贴两侧面颊，使"热气"发送全耳，沿着耳屏、对耳屏、耳轮、渐渐向耳后推按，直至手掌离开耳轮，两手交叉于脑后；接着手掌沿着耳后往回拉摩，将耳背压倒，直到五指离开耳廓，滑向面颊，这样一推一拉往返按摩 10~15 次，通过手掌向全耳发送"热气"，直至耳廓微红微热为度。

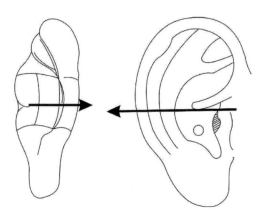

图 9-1 掌心按摩法操作示意图

2. 作用

耳轮有尿道、肛门、外生殖器穴；耳屏有咽喉、内鼻、外鼻、外耳等与体表相通的穴位；对耳屏是大脑的代表区，对耳轮为脊柱的代表区，两者皆与中枢神经系统有关，刺激上述耳穴，具有疏通经络、振奋脏腑的功能，是防治疾病、强体、健身、美容的基础方法。

（二）耳根按摩法

见图 9-2。

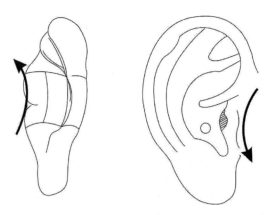

图 9-2 耳根按摩法操作示意图

1. 方法

两手食指和中指伸直并拢，从下耳根后缘开始，向上逐级按压，直至上耳根后缘，接着绕过上耳根前缘，自上而下逐级按压到下耳根前缘。然后再绕过后缘，复而始之。这样一后上，一前下，绕转耳根按摩 10~15 次，至耳廓微红微热为准。

2. 作用

耳根是颞浅、耳后动静脉以及淋巴组织等循环耳廓的必经之路。上耳根前面有降压点，下耳根前面有升压点，中耳根（耳迷根）前面有肝、胆、脾、胃要穴，故刺激耳根能调节血压，调和肝胆脾胃，是防治疾病强身之根、美容养身之本。

第二节　局部选择按摩

（一）耳轮脚周围按摩法

见图 9-3。

1. 功能

耳轮脚周围有口、食道、贲门、胃、十二指肠、小肠、大肠等消化道穴位，刺激后能调节食欲，促进消化吸收，改善气血运行，治疗头晕、眼花、心悸、胆怯等，并能增加肌肤弹性、光泽，消除皱纹。

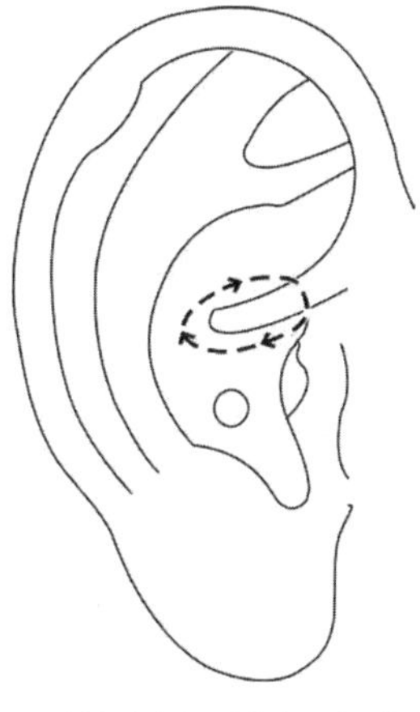

图 9-3　耳轮脚周围按摩法操作示意图

2. 方法

用示指或中指指腹按摩，顺序为口、食道、贲门、胃、十二指肠、小肠、大肠、口。沿上述路线周而复始慢慢按摩 10 ~ 15 次，犹如"顽童画葫"，候至局部微红微热为准。

（二）耳屏按摩法

见图 9-4。

1. 功能

耳屏有咽喉、内鼻、外鼻、外耳、渴点、饥点，按摩上述穴位，可防治鼻炎、副鼻窦炎、咽炎、声音嘶哑等病，配合调控摄入量（即饮食与水分），可改善糖尿病、单纯性肥胖症。

2. 手法

用拇指、示指指腹紧贴耳屏内、外侧面，像"婴儿吸奶"一样捏按外拉 10 ~ 15 次，候至局部微红热为度。

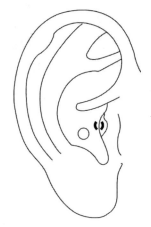

图 9-4　耳屏按摩法操作示意图

（三）对耳轮、耳舟按摩法

见图 9-5。

1. 功能

对耳轮有颈椎、胸椎、腰骶椎；耳舟有指、腕、肘、肩、锁骨等关节诸穴。按摩刺激这些穴位，能强筋壮骨、活利关节，防治颈椎病、腰椎肥大、落枕、肩周炎、关节炎等。

2. 方法

用拇、示指指腹分别挟住对耳轮前后面，从颈椎部位按压 3 次后，由下而上按压，犹如"寿星登山"，逐级而上，直到对耳轮上脚的上缘时，拇、示指移至耳舟上缘按压，逐级而下。如此从下而上，由上而下，往返按压 10 ~ 15 次，直至出现微红微热为度。

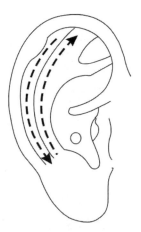

图 9-5　对耳轮、耳舟
按摩法操作示意图

（四）三角窝、对耳轮上脚、下脚按摩法

见图 9-6。

1. 功用

三角窝有内生殖器、降压点、头昏点、咳喘、神门、盆腔、便秘点；对耳轮

上脚、下脚有髋、膝、踝、跟、趾、臀、坐骨神经穴等；耳轮尖端有耳尖穴。按摩上述之穴，有补肾填精、镇静安神、降压平喘、活利关节、通便排毒等功用，还能防治月经不调、痛经、带下、遗精早泄、性功能低下、咳嗽气喘、便秘、高血压、坐骨神经痛、腰腿痛、下肢关节扭伤、关节炎等。

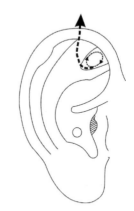

2. 方法

先用示指尖端，从三角窝外上方开始，向内、向下移动，至对耳轮下脚呈环状旋转按摩 5 次，将拇、示指指腹分别紧贴三角窝的前面与背面，两指配合向外、向上提拉，沿着对耳轮上脚直到耳轮尖端处的耳尖穴，稍停片刻，再向上向外提拉，呈"双凤展翅"

图 9-6 三角窝、对耳轮上、下脚
按摩法操作示意图

状，突然放开拇示二指，如此向上向外提拉 10 ～ 15 次，候至局部微红微热为准。

（五）耳甲腔按摩法

见图 9-7。

1. 功用

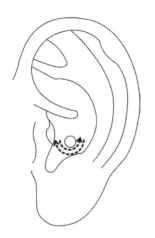

耳甲腔有心、肺、气管、脾、三焦、内分泌等穴。按摩刺激上述穴位，具有强心宁心、补血安神、宽胸理气、化痰止咳等作用，能防治冠心病、心绞痛、心慌心悸、失眠多梦、气管炎、支气管哮喘、大便秘结、皮肤纹理增粗、弹性减低、毛发异常等病症。

2. 方法

用示指指尖按压耳甲腔后下缘，向前旋转半圈至前上缘；接着向下旋转半圈至后下缘。这样前上后下犹如"蛟龙搅海"按摩 10 ～ 15 次，直

图 9-7 耳甲腔按摩法操作示意图

至微红微热为度。

（六）耳甲艇按摩法

见图9-8。

1. 功用

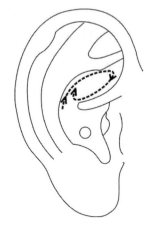

图9-8 耳甲艇按摩法操作示意图

耳甲艇有肝、胆、肾、膀胱、艇角、输尿管等穴。按摩上述耳穴，具有疏肝利胆、行气排石、补肾填精、通利小便之功，能防治慢性肝炎、肝肿大、胆石症、胆囊炎、慢性肾炎、膀胱炎、前列腺炎、前列腺肥大以及肾虚腰痛、耳鸣、耳聋、遗精阳痿、性功能低下、月经不调、不孕症等。

2. 方法

用示指指尖在耳甲艇后缘由外向内按摩半圈，再从内向外也按摩半圈，犹如"天池荡舟"，连续按摩10～15次，以局部微红微热为止。

（七）外耳道口按摩法

见图9-9。

1. 功用

外耳道口有上腹、下腹、聤宫、耳庭等穴，按摩上述穴位，具有聪耳止鸣、纠正口眼㖞斜、驻颜泽面、利咽扬声、解痉止痛等作用。能防治耳鸣、耳聋、慢性咽炎、声音嘶哑、神经痛、色斑、青春痘等。

2. 方法

用小指指腹紧贴外耳道口，由后向前转动按摩，又自前向后转动，犹如"黄蜂入洞"，不断按摩10～15次，以局部微红微热为度。

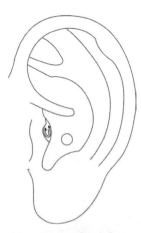

图9-9 外耳道口按摩法
操作示意图

（八）对耳屏、耳垂按摩法

见图 9-10。

1. 功用

对耳屏有额、颞、枕、缘中、脑干、皮质下；耳垂有牙、舌、颌、眼、内耳、扁桃体、面颊、心身点、神经衰弱点、神经衰弱区、多梦区等穴。按摩刺激有关耳穴，具有调节大脑皮层的兴奋与抑制功能，健脑安神，早入梦乡；调节情绪，提高性欲；祛除斑点，驻颜泽面，防治记忆力减退、脑动脉硬化、老年痴呆症、头晕、头痛、头昏、健忘失眠、神经衰弱、性欲低下、面肌痉挛、面神经麻痹、色斑、青春痘、扁平疣、湿疹、脂溢性皮炎、肌肤干燥、粗糙、弹性减退等症。

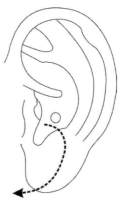

图 9-10 对耳屏、耳垂
按摩法操作示意图

2. 方法

用拇、示指指腹分别紧贴对耳屏底下的上面和背面，两指配合，向上提拉，到达对耳屏尖端转向耳垂滑拉至下缘，如此一上提拉，一下牵拉，犹如"猿猴摘果"状，按摩 10 ～ 15 次，候至局部微红微热为度。

第三节　保健美容按摩注意事项

（一）按摩时体位

以自然、舒适、平稳、放松为准，坐站均可。站立式：两脚分开，与肩同宽，两上肢下垂体旁，使全身放松；坐式：臀部仅坐凳面前 2/3 处，两腿屈膝呈 90°，双脚分开与髋同宽，松腰，两手自然摆放在膝盖上。

（二）操作前要求

1. 修剪指甲，使之平齐光滑

2. 思想准备

排空二便，虚领宽腰，身心愉快，不怀杂念，两眼平视前方。口目微闭，呼吸平稳，意守病灶。无病者，则意守丹田。

（三）操作要求

1. 用力适中，动作缓慢，且连贯进行

2. 操作程度

各法次数，以局部微红微热为准。

（四）禁用情况

1. 过饥、过饱、过累、过喜、大悲、大怒时

2. 耳廓局部有炎症、冻疮、破损时

（五）操作时间

每天起床后和晚上入睡前，各做 1 次。连续操作 15 天后可见效，坚持一个月后效果明显，必须持之以恒，才能达到防治疾病、健身壮体、健康美、自然美、长久美之目的。

第十章

耳 穴 美 容

耳穴美容是指通过刺激相关耳穴，调节机体脏腑、经络、气血、津液的功能，治疗与修复斑、痤、疣、疹等体表损容性病灶，达到求本美容、健康美容的目的。

中医学认为斑、痤、疣、疹等损容性病灶，虽然出现在颜面体表，其实是体内脏腑经络生理功能紊乱、气血津液功能失调所引起的体表反应。

（一）肺与脾

1. 肺

主气，外合皮毛，开窍于鼻，其色为白。

2. 脾

主运化，肌肉，统血，开窍于口，其华在唇，它是后天之本，气血、津液生化之源，其色为黄。

如肺脾生理功能协调，则呼吸消化、吸收正常，气血津液来源充足，肌肉细腻坚实，且富有弹性；皮肤光泽，口唇红润，毛发乌黑润泽。假若肺脾生理功能紊乱，则势必出现实证或虚证。虚证者则见肌肉松弛，皮肤憔悴，毛发干燥，且易脱落；唇失血色，四肢不温；颜面可呈现淡白色、淡黄色或黄褐色斑片，边缘不齐，压之褪色或不褪色，俗称"无虚不成斑"；甚则肌肉消瘦，面色萎黄；毛发枯槁，皱纹显露或增多，抗病能力下降，易致皮肤过敏、慢性脱发、剥脱性唇炎、化妆品皮炎、激素依赖性皮炎等难治性损容病灶。

（二）肝与肾

1. 肝

主疏泄，藏血，其华在爪，其色为青。

2. 肾

主生殖，藏精，为先天之本，其华在发，其色为黑。

如肝肾生理功能协调，则精血互化，心情舒畅，性欲有序，肌肤润泽。如果所求不遂、郁而化火，或劳损过度、暗耗精血，轻则月经不调，影响孕育，皮肤干燥粗糙，鳞屑丛生，苔藓样变；重则气滞血瘀，经络受阻，循环障碍，出现痛经、闭经、黑眼圈、黄褐斑，俗称"无瘀不成斑"。

（三）水液代谢系统

肺、脾、肾、三焦为机体水液（包括血、津、精）代谢系统。如四者生理功能正常，输布排泄良好，则皮肤干湿适度，寒暑适应，肌肤毛发如常。假若输布无力或排泄障碍，轻则水湿停滞，肌肤眼睑浮肿，形体水肿、肥胖，皮肤渗液、湿疹、粟丘疹。若水液潴留过久，湿从热化，煎熬成痰，痰浊、湿热循经上行，壅塞孔窍，阻遏肌肤，势必出现口干、口臭、口周皮炎、痤疮、脓疱疮、扁平疣、酒渣鼻、脂溢性皮炎、斑秃等等。

从上述可知，若仅治病灶，属于治标，容易复发，只有在治标的同时，重在调整脏腑经络生理功能，纠正气血、津液紊乱状况，切实提高体质，才是从源头上、病因上进行调治，标本兼施，才能达到求本美容、健康美容之目的。

调治方法很多，若从奏效快慢、操作繁简、成本高低、有无毒副作用、时间场地限制否、学用难易等6个方面去衡量，那么必然首选耳穴疗法。因为耳穴是机体信息传出的窗口，又是外界刺激传入的门户，除耳尖、耳背静脉、病灶相应部位的耳轮进行放血排毒以外，其他一律称为"常规处置法"，也称"常规方法处置"。它包括以下内容。

1. 刺灸种类

有粘贴磁珠、王不留行籽、六神丸、伤湿膏（各法主穴耳前、耳背对贴），毫针、电针、揿针、三棱针、夹治、放血、穴位注射、温灸、按摩等。

2. 补泻方法分类

有补法、泻法、平补平泻法。

3. 施术前准备

每取一侧耳廓，两耳互用，按摩充血后，严格消毒，找出穴区中敏感点进行施术。

4. 刺激次数、时间及疗程

急性病 1 天治疗 1 ~ 3 次；慢性病 1 ~ 3 天治疗 1 次，每次留针 20 分钟至 24 小时不等。在留针期间，每隔 10 分钟左右捻转 1 次，以加强刺激。每 7 ~ 10 次为 1 个疗程，休息 3 天后再行下个疗程。

第一节　白癜风（白驳风）

白癜风是一种常见的后天性局限性或泛发性皮肤色素脱失性皮肤病，全身各部位均可发生，常见于暴露、皱褶、容易摩擦损伤的部位，如面颈、胸、腹、手背、前臂、小腿伸侧等处，出现白色或乳白色的斑点或斑片，形状不一，大小不等，斑中有岛状褐色斑点。中医学称"白驳风"等名。

（一）病因病机

1. 气滞血瘀

肝郁气滞，复受风邪，搏于皮肤，以致气滞血瘀，血不能濡养肌肤而酿成白斑。

2. 肝肾阴虚

先天禀赋不足，后天又失于调养，伤及肝肾，精亏不能化血，肌肤失养而成为白斑。

西医学研究认为发病原因可能与自身免疫、神经化学、黑素细胞自身破坏、遗传等因素有关。

（二）临床诊断

1. 好发部位

白癜风好发于暴露的、皱褶的、易于摩擦损伤的面、颈、胸、腹、前阴、手足背面、前臂、小腿伸侧等处及黏膜部位，如口唇、龟头、包皮内侧等处。

2. 皮损特点

白色或乳白色的斑点或斑片，逐渐扩大，形状不一，大小不等，表面光滑，边界清楚，边缘呈深褐色，中央有岛状褐色斑点。皮损限于一处或沿皮神经节段排列，白斑内毛发可以变白。

3. 病情缓慢

轻者可自行减少，一般无自觉症状，个别人在发病前或发展过程中可有不适或轻微瘙痒。

（三）鉴别诊断

表 10-1　白癜风与老年性白斑、花白癣、单纯性糠疹鉴别表

病　名	共同点	鉴别要点			
		发病人群	发病部位	白斑特点	其　他
白癜风	皮肤白斑	男女老少均发	暴露、皱褶、摩擦易损部位的皮肤与黏膜	表面光滑无皮屑，边缘清楚，斑中毛发可变白，也可不变	
老年性白斑		中年以后	胸背、四肢	米粒大，绿豆大，圆形，白点，边清可稍凹陷	随着年龄增长，斑点也增多
花斑癣		多汗的青年人	汗多、四肢及近心端的胸、颈、肩等处	色素减退或加深，皮表有少量细糠状鳞屑	夏发冬愈
单纯性糠疹		儿童、青少年	面部	初起淡红，边缘不清，表面干燥、脱屑	

（四）辨证论治

见表 10-2 和图 10-1。

刺激方法：取主穴 4 ~ 5 个，配穴、随症穴各 2 ~ 3 个组成方子，其中丘脑、缘中、肾上腺、内分泌 4 穴系调节黑色素细胞要穴，按常规处置。

表 10-2　白癜风证治表

证型	辨证要点		治则	取穴		
	皮损特点	全身症状		主穴	配穴	随症穴
气滞血瘀	白斑边缘色深，斑内有岛状色素或按皮纹分布	因外伤或情感伤而诱发	活血化瘀	相应部位、肺、丘脑、缘中、肾上腺、内分泌、风溪、神皮	枕、枕小、耳大、热穴、交感	①白斑色偏红而痒，加气管点、结核点、轮4 ②神经衰弱，加神衰点、神衰区、神门、神皮 ③情绪不畅，加肝、快乐穴、身心点 ④月经不调，加内生殖器、卵巢、甲状腺 ⑤性功能低下，加睾丸、兴奋线、生殖线
肝肾阴虚	斑色纯白，斑内毛发变白	腰酸烦热有家族或久病史	祛除白斑　补肾填精		肾、耳背肾、内生殖器、睾丸、促性点	

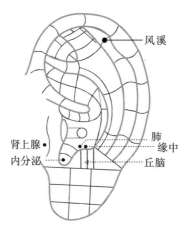

图 10-1　白癜风耳穴主穴示意图
（△为内侧穴位）

（五）注意事项

（1）适当进行温和、少量、多次的日光浴，有利本病的恢复，但不可暴晒、久晒，否则又易损伤黑色素细胞。

（2）不吃或少吃含有维生素 C 丰富的西红柿、草莓、柑橘、樱桃、鲜枣、猕猴桃等。

（3）多吃猪肝、肉、蛋、黑豆、黑米、黑芝麻、黑木耳等。

（4）不要穿过紧的内衣、内裤。

第二节　黄褐斑（黧黑斑）

黄褐斑为面部的黄褐色色素沉着。常以鼻背为中轴，左右两颊对称分布，形似蝴蝶，所以也称"蝴蝶斑"；本病多见于孕妇，又称"妊娠斑"、"孕斑"，中医学称"黧黑斑"、"黑干黯"，多见于肝郁之人，亦叫"肝斑"，民间叫"面尘"。

（一）病因病机

黄褐斑之黄褐色系由青、黄、黑色相混而成。

肝色主青，藏血，主疏泄；脾色主黄，统血，为气血生化之源；肾色主黑，藏精，为精、血、津之源。如果肝、脾、胃三脏功能失调，均会导致气血悖逆、瘀滞或气虚血亏、运行滞涩的病理变化。

1. 肝郁气滞

性成熟之人，气血方刚。若所求不遂，情志不畅，势必肝失条达，甚至气滞血瘀，久则化热灼伤阴血，以致血枯不养。

2. 脾失健运

若有饮食（生、冷、寒、温、饥、饱）不节，则脾胃损伤；或忧思过度，肝郁犯脾，使生化之源不足，气血虚衰，难以上承；或脾虚不运，痰饮内停，脉络阻塞。

3. 肾阴亏损

房事过度或孕育过早、过频、耗损肾精；或不孕不育，性欲饥渴，昼夜煎熬，更劫肾阴，精不化血、化津，以致血津不足。水亏不能制火，虚火上炎；或阴损及阳，导致脾肾阳虚，阳虚不能鼓动精血周流上承。此外尚有风、寒、热（夏天日晒）、火（紫外线）等影响气血运行。

总之，病灶在颜面皮肤，病源是五脏，尤其是肝、脾、肾功能失常，病理是气、血、精、津、液缺乏而使面肤失养失润，以致"无虚不成斑"，或气血瘀滞，阻塞经脉，而成"无瘀不成斑"。

西医学认为黄褐斑是颜面皮肤黑色素细胞功能亢进，生成量增多之故。内因是内分泌（垂体中叶黑色素激素、雌激素、甲状腺素）功能紊乱，如口服避孕药或患有肠病、结核病、肿瘤、酒精中毒、慢性炎症等。外因是紫外线、热辐射、外伤、各种含有激素、重金属药品或化妆品等可诱发或加重黄褐斑。

（二）临床诊断

1. 常见于中青年，以女性为主

2. 颜面特征

浅褐、黄褐、黑褐斑片，以鼻背为中轴，左右对称分布于颊、颧、额及上唇等易晒之处。

3. 皮肤特征

七不（不隆、不凹、不痛、不痒、大小不等、边缘不整、压之不褪色）；

六无（无红斑、无血丝、无鳞屑、无痂皮、无自觉症状、无外用药接触史）；

五加深（夏季加深、晒后加深、吹风加深、体虚加深、月经前加深）。

4. 怀孕 3 ~ 4 个月始见之，分娩后逐渐变淡，但皮损不退，再次怀孕又重新出现

（三）鉴别诊断

1. 与皮肤黑变病鉴别

表 10-3　黄褐斑与皮肤黑变病鉴别表

病　名	共同点	鉴别要点			
		发病人群	皮损部位	色斑特征	接触史
黄褐斑	褐色斑片	中青年女性	鼻背、面颊、颧、额、上唇	淡褐、黄褐或黑褐	无接触史
皮肤黑变病		男女青年	面部、弥漫分布	灰褐色	长期接触光感或化学物质

2. 与雀斑鉴别

表 10-4　黄褐斑与雀斑鉴别表

病　名	共 同 点	鉴 别 要 点		
		发 病 人 群	皮 损 部 位 形 状	遗 传 史
黄褐斑	颜面浅褐、黄褐、黑褐色斑	中青年女性	颜面（鼻背、面颊、颧、额、上唇等）斑片、可融合	无
雀斑		自幼（4～5岁）起病，青春期尤显	颜面中部（鼻根、眼眶下）散在或聚集分布、点滴状、但不融合	有家族遗传

（四）临床分型

1. 以皮损部位分型

（1）蝴蝶型：以鼻为中轴，面颊、颧对称分布，形似蝴蝶。

（2）面上部型：颊、颧、鼻以上。

（3）面下部型：颊下、唇部、口周、下颌。

（4）泛发型：面部大部区域。

2. 以颜色深浅及面积大小分度

（1）淡褐色，面积少于30% 为轻度。

（2）黄褐色，面积30% ～ 50% 为中度。

（3）黑褐色，面积大于50% 为重度。

3. 按色素沉着深浅分型

（1）表皮型：浅褐或褐色。

（2）真皮型：灰、蓝色。

（3）混合型：黄褐色。

（五）辨证论治

黄褐斑要以斑色为纲，全身症状为目，进行辨证论治（表 10-5 和图 10-2）。

表 10-5　黄褐斑证治归纳表

证　型	辨　证　要　点		治　则	取　穴		
	部位与变化	全身症状		主　穴	配　穴	随　症　穴
气血不足（脾胃虚弱）	面颊、鼻、唇周为主，色淡褐或黄褐，边界模糊，劳累、体虚时加重	头晕、心悸，纳少，神乏，月经后期量少	健脾和胃升阳	丘脑、肾上腺、内分泌、缘中、相应部位	肝△、消皮、耳迷根	①色素深，加热穴、耳中、耳背静脉、促性腺激素点②瘀血重，加耳大、枕小、热穴、交感、心皮③月经不调，加肾、内生殖器、睾丸④失眠多梦，加神门、神衰点、神衰区、神皮、多梦区、睡眠深沉穴⑤情绪低沉，加身心点、快乐点
气滞血瘀（肝郁火结）	颧、颊、眼周、鼻周为主，色黄褐或青褐，边界清晰，月经前加重	性急善怒，经前乳胀，经血暗块，痛经	祛斑调色　疏肝理气活血化瘀		肝、肝阳、耳尖、轮3～4	
肝肾阴亏（性激素紊乱）	颧、颊、眶周、额、鼻为主，色深褐或黑褐，边界清晰，皮肤干燥	腰酸耳鸣，手足心热，目涩，便干，月经后期量少、淡红，痛经	滋肝补肾填精		肝、肾	

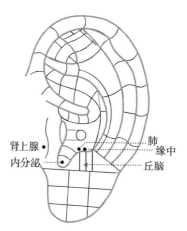

肾上腺 ——肺
内分泌 ——缘中
——丘脑

图 10-2 黄褐斑耳穴主穴示意图
（△为内侧穴位）

刺灸方法：丘脑和肾上腺两穴是调节色素要穴，缘中、内分泌穴是抗黑素细胞分泌黑色素及其调整要穴。取主穴 3～4 个，配穴、随症穴各取 2～3 个组成方子，除耳尖、耳轮、耳背静脉放血以外，余穴用磁珠耳穴贴对准敏感之穴点贴上，主穴对贴，也可用王不留行籽、白芥子、六神丸、小儿奇应丸等贴压。每次取一侧耳廓，2 天治疗 1 次，两耳互换，10 次为 1 个疗程，休息 3 天后，再进行下个疗程。

（六）注意事项

（1）避免直接日晒，还要防止日光中紫外线通过玻璃的透射和反射，可以选用具有阻挡中波（UVB）和长波（UVA）紫外线的防晒霜。

（2）面部如有皮炎，需及时治疗，防止炎症性色素沉着。

（3）不滥用化妆品，尤其是含有重金属超标的化妆品。

（4）劳逸结合，避免长期过度的精神紧张，保持心情舒畅，生活有规律。大便通畅，月经正常，保证睡眠时间与质量。

（5）改善人际关系，尤其是夫妻关系，性生活不能没有，也不能过度；孕育不能没有，也不能过多。

（6）耳穴对黄褐斑的治疗，一般是 1 ~ 2 个疗程见效，第 3 ~ 4 个疗程效果明显。由于表皮色素细胞从形成到脱落需要 28 天时间，必须坚持 3 个疗程以上才可言效。

黄褐斑病灶在脸上，而病源却在体内。如妇科病、胃肠病、肝胆病及情感创伤等，不断刺激黑素细胞分泌黑色素。因此欲根治黄褐斑，患者必须密切配合，同时治疗原有疾病，这样疗程较长，需要患者耐心、持之以恒配合治疗。

第三节　雀斑（粉渣斑）

雀斑是受到日晒后面部皮肤出现象雀卵样的淡褐色、黑褐色斑点，针尖大、米粒大、圆形、椭圆形的色素沉着性皮肤病。又称"粉渣斑"，民间叫"雀卵斑"。由于春夏晒后斑点增多，斑色加深，所以又叫"夏晒斑"。

（一）病因病机

雀斑乃邪阻孙络终端，黑褐色为肾虚本色显露或血热结滞之故。

1. 禀赋素弱

肾水不足，水亏火旺，肾之本色（黑）随着虚火外溢、上行，结滞于孙络终端血分。《外科正宗》曰："雀斑乃肾水不能荣华于上，火滞结而为斑。"

2. 禀赋血热

若长期七情郁结或过食辛辣而血热亢盛，再加风邪侵入肌肤，血热与风邪搏结，阻滞于络，久则形成雀斑。如《医宗金鉴》云："内火郁于孙络之血分，风邪外搏，发为雀斑。"

西医学认为雀斑系染色体显性遗传病，多见于女性，雀斑点数与颜色受到日晒而增多加重。

（二）临床诊断

1. 发病特点

本病以女性为主，自幼（4～5岁）起病，逐年加重，青春期尤甚。

2. 病灶部位、大小、颜色特点

雀斑常见于鼻背、眼眶下等曝光部位，小如针尖、大似米粒、圆形或椭圆形，散在，聚集性分布，不融合，色呈浅褐或黑褐斑点。

3. 其他

多数有家族遗传史。春夏晒后加重，但无任何自觉症状。

（三）鉴别诊断

表 10-6　雀斑与雀斑样痣（色素痣、黑子）鉴别表

病　名	共同点	鉴别要点		
		发病人群	皮损部位	遗传史
雀斑	散在、聚集性分布，针尖大、米粒大的色素斑点，不融合，无自觉症状	4～5岁发病、女性为主，逐年加重，青春期尤甚	鼻背、眼眶下等曝光部位	晒后斑点增多，色加深，秋冬减轻
雀斑样痣（色素痣、黑子）		多见1～2岁起病，无性别差异	全身均可发生，略高出皮肤，与曝光无关	斑点少，斑色深，与季节无关

（四）辨证论治

见表 10-7 和图 10-3。

表 10-7　雀斑证治表

证 型	辨 证 要 点			治 则	取 穴		
	发病部位	斑点颜色	其他特点		主 穴	配 穴	随症穴
孙络虚火（肾阴不足）	鼻为中心，对称分布于面部	淡黑	自幼发病，有家族史	滋肾阴降虚火	相应部位、丘脑、肺、神门、肾上腺、内分泌	肾、缘中、内生殖器	①晒后，加风溪、交感、热穴、枕小神经点、心皮 ②色素深，加脾、胃、耳尖、屏尖、耳背静脉 ③见效慢，加肝、脾、胃、肾、兴奋点
孙络郁热	颜面、臂、背等四肢暴露处	黄褐黑褐	晒后加重、增多	清血热散伏风		耳尖、屏尖、对屏尖、耳中、耳背静脉	

注：（治则栏合并）活血通络化瘀祛斑

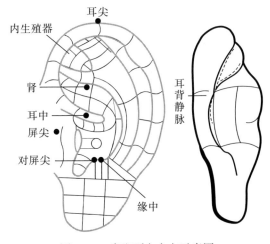

图 10-3　雀斑耳穴主穴示意图

（标注：耳尖、内生殖器、肾、耳中、屏尖、对屏尖、缘中、耳背静脉）

刺灸方法：主穴全部取上，配穴、随症穴各选 2～3 个组成方子，其中丘脑、肾上腺穴是调节色素要穴。相应部位及耳尖、屏尖、对屏尖放血，余穴用掀针埋藏，胶布固定，严防漏气、受潮、进水。每次用一侧耳廓，两耳互换，3 天 1 次，10 次为 1 个疗程，休息 3 天后再行下个疗程。

（五）注意事项

1. 防日晒

因日光中的紫外线照射是本病发生的主要诱因。

2. 多食富有维生素 C 和维生素 E 成分的食物

第四节　炎症后色素沉着（炎症后黑变病）

炎症后色素沉着，是指皮肤急性或慢性炎症后期或愈后而出现的继发性、从暗红色到暗淡色的色素沉着性病变。

（一）病因病机

1. 瘀阻络脉

肾阴虚弱之体，皮肤患有痤疮、湿疹、单纯性疱疹、带状疱疹、固定型药疹、丘疹性荨麻疹、脓疱疮、盘状红斑狼疮等；日晒、激光、点痣、虫咬、搔抓、化妆品、化学剥脱术、皮肤磨削术、换肤术等刺激损伤皮肤，使血流不畅、缓慢至停止而造成瘀阻络脉。

2. 化热伤阴

诸邪久居郁而化热，灼伤阴血，火热燥结，渐成黑斑。

西医学认为皮肤急性或慢性炎症性疾病，是一种物理或化学因素刺激其毒性、药性作用于皮肤，使表皮基底层黑色素增多，甚至波及真皮层黑色素和载黑细胞，以致在炎症后遗留色素沉着，且持续较久。

（二）临床诊断

（1）面、颈、前臂、手背、小腿等暴露处皮肤，原有炎症或受损而出现与病前炎症范围一致、边界清晰的皮损，表面光滑。

（2）色泽与分布：初始暗红，渐变淡黑，继则发生色素沉着，呈淡褐色至深褐色。散在弥漫或呈线状分布。

（3）部分患者有夹杂情况：即在色素沉着之中，夹着白癜风样的色素脱失斑点；亦有长期受热刺激，使色素斑呈网状，且伴有毛细血管扩张。

（4）无自觉症状：持续数周至数年不等。

（三）鉴别诊断

表 10-8　色素沉着与黑变病鉴别表

病　名	共同点	鉴别要点	
		发病部位	病灶局部
炎症后色素沉着	面部褐色斑	面颈、前臂、手背等暴露处	表面多光滑
黑变病		中年妇女，整个面部、耳后、颈前	有细碎鳞屑，若沥青焦油所致，尚有痤疮样皮疹

（四）辨证论治

见表 10-9 和图 10-4。

刺灸方法：取主穴 4～5 个，配穴、随症穴各 1～2 个组成方子，其中耳尖、相应部位放血外，余穴按常规处置。

表 10-9　色素沉着证治表

证　型	皮损色泽	治　则	取　穴		
			主　穴	配　穴	随症穴
瘀阻络脉	淡褐色或深褐色	通络祛斑 / 活血	缘中、内分泌、丘脑、肾上腺、耳尖、肺、相应部位	肝、心皮、交感、热穴、耳大、枕小神经点	①痤疮样皮疹，加胰胆、三焦、大肠 ②夹有脱色斑，加风溪、神皮 ③病程半年以上，加内生殖器、肾、兴奋点
化热伤阴	色褐黑且干燥	养阴		肾、脾、耳背肾	

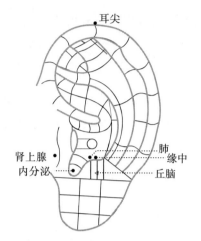

图 10-4 炎症后色素沉着耳穴主穴示意图

（△为内侧穴位）

（五）注意事项

参照黄褐斑、黑眼圈等节。

第五节　黑眼圈（睑黧）

黑眼圈是眼睑周围皮肤出现黯黑色的皮肤病症。又名眼睑被动性（静脉性）充血，眼眶周围色素沉着，中医学称"睑黧"。

（一）病因病机

1. 瘀血内停

久病入络或情志不舒，肝郁气滞，血行不畅，导致瘀血内停，使眼睑皮肤呈现黯黑色。

2. 痰饮阻络

肺、脾、肾、三焦水液代谢功能失常，痰浊内阻，蓄于眼睑络脉而发病。

3.肝肾阴虚

肝开窍于目，其色为青，肝经直接上行于目。若肝血阴虚，目失所养，则肝之本色露于目周；肾藏精，其色为黑，肾的精气通过任脉的充盈上荣于目。任脉从咽喉部上行后，经过两侧面颊，至目眶下。肾阴虚，则眼目失养，肾之本色（黑），显现于目周。此外久病、衰老、睡眠不足、房劳过度等都可导致肾阴虚。

（二）临床诊断

（1）眼睑周围皮肤出现青黑或褐黑色，常在下睑，也可在上下睑。下睑可伴静脉扩张；或下眼睑皮肤松弛有皱褶；或者上、下睑水肿。

（2）病程短者，常为过度用眼，或者失眠；病程长者，常有其他全身或局部疾病史。

（三）辨证论治

见表10-10和图10-5。

刺灸方法：取主穴 3～4 个，配穴、随症穴各 2～3 个组成方子，其中内分泌、肾上腺是抗黑色素细胞要穴。各穴按常规处置。

表 10-10　黑眼圈证治表

证　型	辨　证　要　点		治　则	取　穴		
	眼周特点	全身症状		主　穴	配　穴	随症穴
瘀血内停	眼周青黑或下睑静脉扩张、面色晦暗、青紫	烦躁胁胀，月经不调，痛经	通络祛瘀 / 行气化瘀	眼、肝、内分泌、肾上腺	交感、热穴	①暗黑严重，加耳大、枕小神经点、心皮、交感、热穴（活血穴）②月经不调，加内生殖器、卵巢
痰饮阻络	眼睑暗黑或水肿	胸闷痰多	温中化痰		脾、消皮	③痛经，加交感、耳迷根④眼睑水肿，加肺、脾、肾、三焦、内分泌、腹水点
肝肾阴虚	眼周青黑或褐黑，下睑皮肤松弛，有皱褶	咽干、口燥、腰膝酸软	补益肝肾		肾、内生殖器	⑤失眠，加催眠点、失眠点、睡眠深沉点、神门、枕⑥多梦，加多梦点、神衰区、神衰点、神门、神皮

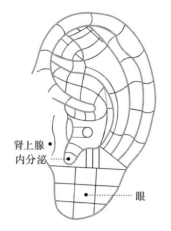

肾上腺 •
内分泌 ⋯⋯

• ⋯⋯⋯ 眼

图 10–5　黑眼圈耳穴主穴示意图

（四）注意事项

（1）不要让眼睛过度疲劳，要及时休息或调节。

（2）生活有规律，不要熬夜，保证睡眠时间与质量，最好多些仰睡。

（3）调节心情，使之愉快，减少压力，性生活适度，不要放纵。

（4）忌食辛辣、油炸、刺激性食物；多食当季蔬菜、水果，防止眼周围水肿及炎症，保持大便通畅。

（5）每周进行 3 ~ 5 次有氧运动，促进全身血液循环。

（6）眼周尽量少用彩妆品，避免彩妆的色素渗到眼睑皮下组织。

（7）若长期黑眼圈，精神疲乏，体形渐瘦，需去医院全面体检。

第六节　寻常痤疮（青春痘）

　　寻常痤疮是青春发育期性腺成熟的男女（12 ~ 30 岁）青年颜面、胸背等皮脂腺较为丰富的部位，出现毛囊皮脂腺的慢性炎症性皮肤疾病。初起皮内冒出圆锥形、头尖如刺、内有半粒米状粉质的皮疹，称"粉刺"。粉刺头顶色白（封闭）者，叫"白头粉刺"；头顶色黑（开放），叫"黑头粉刺"。久则出现硬结、囊肿、萎缩、皮肤凹凸不平的疤痕，甚则形成疤痕疙瘩。西医学称"痤疮"、"寻常痤疮"。中医学称"肺风粉刺"、"酒刺"、"粉渣"、"嗣面"、"面粉渣"、"面渣疮"、"面疮"、"肺风疮"，"谷嘴疮"等，民间称"暗疮"、"青春痘"等。

（一）病因病机

1. 内因

男女青春发育期性腺渐趋成熟，生理功能旺盛，雄激素分泌功能亢进，使皮脂腺分泌油脂增多而阻塞毛囊孔，影响皮脂排泄，堆积皮下所致。

2. 外因

（1）肺经风热：生理功能旺盛之体，汗多，毛孔开放，风邪（包括风寒、风热、风湿）易入，郁而化热，迫于肌肤与毛囊孔，皮脂凝结成渣（白头、黑头粉刺），久则化热（炎症）发展为"痤"。

（2）肺胃湿热：生理功能旺盛之体，肺胃偏热，又因饮食不节，辛辣、酒、糖、虾、蟹、油腻等湿热之浊气，随着肺胃经脉上行至面部、胸背皮肤，与皮脂融合而阻塞毛孔后，形成粉刺。

（3）痰瘀互结：粉刺日久不愈，久病必瘀，阻滞经气运行；病从寒化而脾运失职，痰湿内停与瘀互结，阻塞深层肌肤，逐渐形成结节、囊肿。

西医学认为"痤疮"是毛囊皮脂腺的慢性炎症。其主因是青春期发育，雄激素分泌增加，而皮脂腺合成和排泄亦增多，导致毛囊漏斗部角化增殖，造成毛囊阻塞。同时皮脂瘀积形成脂栓，毛囊内存在痤疮丙酸杆菌等，分解皮脂，产生了游离脂肪酸，刺激局部引发炎症，损伤毛囊壁，导致炎症性丘疹、脓疱、结节、囊肿等。

（二）临床诊断

（1）青春期的男女面部（额、颊、颏等处）、上胸、后背、肩等皮脂腺较丰富的部位，易出现粉刺。

（2）粉刺特征：初起从皮下出现以毛囊为中心，呈散在性、对称性分布，白头粉刺或兼有黑头粉刺，且可挤出米粒状白色脂质。在粉刺之间可有红色丘疹、小脓疱。消退后可遗留色素沉着。日久不愈者可继发感染，形成脓疱，严重者溃破后形成多种皮损后遗症。

（3）病程较长，此起彼伏，反复发作，迁延数年至十余年。

（4）自觉症状，仅有轻疼与痒。

（三）按病情分为四度

（1）轻度：以粉刺为主，从散发到多发，炎性丘疹较少。

（2）中度：轻度加上浅在脓疱，炎性丘疹增多，但仅限面部。

（3）重度：中度加上深在性脓疱，炎性丘疹更多，但限面部、胸、背。

（4）极度：重度加上囊肿，炎性丘疹弥漫，已发展到上半身。

（四）鉴别诊断

1. 与化妆品痤疮鉴别

表 10-11　寻常痤疮与化妆品痤疮鉴别表

病　名	共　同　点	鉴　别　要　点			
		发 病 人 群	皮 疹 部 位	皮脂有否溢出	病　因
寻常痤疮	皆有粉刺、炎性丘疹、脓疱疹、结节	多见于青年人	面部、胸、背均可发病	常有溢出	内分泌失调
化妆品痤疮		多见于中年人	仅见面部	无溢出	使用化妆品后引起

2. 与玫瑰痤疮（酒渣鼻之红斑期）鉴别

表 10-12　寻常痤疮与玫瑰痤疮（酒渣鼻之红斑期）鉴别表

病　名	共　同　点	鉴　别　要　点		
		发 病 人 群	皮 疹 部 位	皮 损 特 征
寻常痤疮	皆有炎症丘疹、脓疱结节、皮脂溢出	多见青年人	前额、面颊或颊侧、胸、背	炎症丘疹为主，兼有白头，黑头粉刺
玫瑰痤疮（酒渣鼻之红斑期）		多见中年人	以鼻为中心、鼻头、鼻旁、额中、下颏，呈五点式分布	红斑为主，但无粉刺

（五）辨证论治

见表 10-13 和图 10-6。

表 10-13　寻常痤疮证治表

证型	辨证要点		治　则		取　穴		
	皮损特征	自觉症状			主　穴	配　穴	随症穴
肺经风热	粉刺、炎性丘疹为主，夹杂少许丘脓疱疹	微痒，微痛	清热解表通经祛脂	宣肺散风	耳尖、风溪、内分泌、肾上腺、肺、相应部位	轮1～4、气管点	①黑头粉刺，加耳中、耳背沟 ②丘脓疱，痒，加心、热穴、耳背沟 ③甚痒，加神门、枕 ④脂溢多，加交感、三焦、脾 ⑤口臭，加口、胃、三焦、脾 ⑥随月经周期而变化，加内生殖器、卵巢、肾
肺胃湿热	炎性丘疹，丘脓疱疹较多，脓疱、红肿、疼痛，或有结节	口臭，便秘		化湿	耳尖、风溪、内分泌、肾上腺、肺、相应部位	脾、胰胆、三焦	
痰瘀互结	粉刺日久不愈，且有结节、囊肿为主，甚则聚合	纳呆，大便失常		活血祛瘀		交感、腹水点	

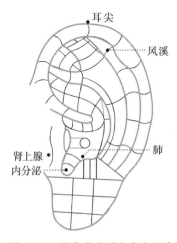

图 10-6　寻常痤疮耳穴主穴示意图

刺灸方法：取主穴全部，配穴、随症穴各 2～3 个组成方子。其中耳尖、风溪、内分泌、肾上腺 4 穴具有抗风湿、抗感染、抗过敏和提高机体抗病能力的作用，简称"三抗一提"。除耳尖与相应部位放血外，余穴按常规处置。

（六）注意事项

（1）耳穴对寻常痤疮疗效良好，尤其风热、湿热型更佳，对痰瘀互结型约需 1 ~ 2 个疗程才能见效。

（2）寻常痤疮与便秘，睡眠不足，心情不畅等均有一定关系，必须自行调节。

（3）食物宜忌：少吃虾、蟹、酒、油、辛辣、油炸之品。多吃当季新鲜蔬菜、水果，如能改善微循环的香蕉、山楂、蜂蜜、黑木耳等；能增强皮肤抵抗力的花生、百合、杏仁等；能抑制皮脂腺分泌皮脂的葡萄、绿豆、赤小豆等。

（4）严禁自行挤压，以防感染。

（5）不要用油性化妆品及粉底霜，以免阻塞毛孔而加重病情。

（6）用温水洗脸，选用合理的皮肤护理剂，每天洗脸不超过 3 次。

第七节　玫瑰痤疮（酒渣鼻）

玫瑰痤疮是以鼻为中心，颜面中央发生弥漫性的慢性潮红，伴发丘疹、脓疱和毛细血管扩张为特征的皮肤病，名叫玫瑰痤疮，亦称"酒渣鼻"。

（一）病因病机

1. 肺经热盛

肺经阳热素盛，热迫血分，血热循经阻滞肺窍之鼻，使鼻部渐渐出现红斑。

2. 热毒蕴肤

脾胃湿热之体，长期嗜食辛辣、烟酒、油炸之物，内热壅盛，循经熏蒸，使络脉充盈，鼻部潮红。

3. 气滞血瘀

鼻部露于体表，易受风吹雨淋，如冷水洗脸或感受风寒，势必毛孔闭塞，凝集鼻部，久则气滞血瘀。所以鼻部常常先红后青紫，最后变暗红。总之，病灶在鼻部，病源是肺胃。

西医学认为玫瑰痤疮是在皮脂溢出较多的基础上，复加毛囊继发感染；或胃肠功能障碍，或内分泌功能失调，精神创伤，嗜酒，喜食辛辣及浓茶、咖啡、巧克力、冷热刺激等内外因素，导致皮肤神经、血管功能失调，引起鼻部毛细血管扩张，皮脂腺和结缔组织增生、增殖、肥大。

（二）临床诊断

（1）皮肤白皙的中年人、女性犯病多见，若是男性发病则为严重。病灶在鼻头、鼻翼两侧，可波及眉间、前额、两颊、下颏，呈五点式分布。

（2）病情演变发展可分为：红斑期、丘疹脓疱期和鼻赘期。

①红斑期：鼻头、鼻翼、眉间、两颊、下颏等皮肤弥漫性潮红，毛细血管扩张。初起无自觉症状，但随精神、湿热刺激而加重或诱发。

②丘疹脓疱期：在红斑期的基础上，出现较多痤疮样的小丘疹及脓疱，毛细血管明显扩张。

（3）鼻头、鼻翼，早期轻微灼热，严重感染时有疼痛，晚期症状不明显，但常有消化不良，面部脂溢分泌物出现等。

（4）病程久，发展慢，若治疗不当，可持续终生。

（三）鉴别诊断

1. 与脂溢性皮炎（面游风）鉴别

表 10-14　玫瑰痤疮与脂溢性皮炎（面游风）鉴别表

病　名	共　同　点	鉴 别 要 点			
		发病人群	发病部位	皮损特征	自觉症状
玫瑰痤疮	面部皮脂溢出较多，鼻部呈现潮红，遇温热刺激而加重	中年人	鼻头、鼻翼、眉间、前额、两颊、下颏，呈五点式分布	有红血丝，甚则红色丘疹、脓疱	轻微灼热感
脂溢性皮炎（面游风）		婴儿、青年人	面部处、头皮、躯干、腋窝、腹股沟皱褶处，均可见	无红血丝，但鳞屑多，甚则腋窝、腹股沟处常糜烂，似湿疹	瘙痒灼热

2. 与激素依赖性皮炎鉴别

表 10-15　玫瑰痤疮与激素依赖性皮炎鉴别表

病　名	共同点	鉴别要点				
		发病人群	发病部位	皮损特征	病史	自觉症状
玫瑰痤疮	面部都有红斑，遇到温热刺激加重或诱发，均有毛细血管扩张的红血丝	中年人	鼻尖、鼻翼、眉间、两颊、下颏，呈五点式分布	得冷热刺激后红斑加重或诱发，甚则出现红丘疹和脓疱	无使用激素史	皮肤轻微灼热
激素依赖性皮炎		长期使用皮质激素者	除面部外，使用过激素的部位均可发生	皮炎遇热加重，得冷减轻，有皮肤萎缩变薄、色素沉着，或脱色、汗毛增多，变粗变黑	有长期使用激素史	皮肤灼热、瘙痒、疼痛、紧绷感

（四）辨证论治

见表 10-16 和图 10-7。

表 10-16　玫瑰痤疮证治表

证　型	辨证要点	治　则		取　穴		
				主　穴	配　穴	随症穴
肺经热盛	红斑期，鼻尖、鼻翼处红斑，压之不褪色		宣肺	耳尖、风溪、内分泌、肾上腺、热穴、交感、外鼻	大肠、肺	①红血丝明显，加屏尖、心皮、耳背静脉②油脂多，加胰胆、三焦、输尿管、尿道③红斑色暗，加肝、肝阳、耳背静脉④结节硬，加枕小神经点、耳大神经点、兴奋点
热毒蕴肤	丘疹脓疱期，红斑深，红血丝暴露，面部油脂多，鼻头、鼻翼周围有丘疹、脓疱、结节、灼热	清热凉血解毒	利湿		脾、胃、耳迷根	
气滞血瘀	鼻赘期，鼻头结缔组织增生，结节、色紫褐，毛孔扩大		活血祛瘀		耳中、耳大神经点	

刺灸方法：取主穴 3～4 个，配穴、随症穴各 1～2 个组成方子。其中耳尖、风溪、内分泌、肾上腺 4 穴为抗风湿、抗过敏、抗感染、提高机体免疫力，即"三抗一提"要穴。除耳尖、相应部位放血外，余穴按常规处置。

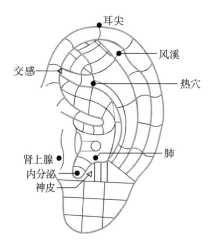

图 10-7　玫瑰痤疮耳穴主穴示意图
（△为内侧穴位）

（五）注意事项

（1）饮食宜清淡，多食当季蔬菜、水果，忌食辛辣、厚味、油腻、酒类等刺激性之物。

（2）注意局部卫生，宜用温水洗脸，避免冷热刺激。

（3）保持心情舒畅，保证睡眠时间与质量，保持大便通畅。

第八节　白色痤疮（粟丘疹、嗣面）

白色痤疮是颜面出现形如粟米、色白或黄白的慢性皮肤病。多见于女性及婴儿；好发于眼睑、前额、面颊。又名叫"粟丘疹"，中医学称"嗣面"。

（一）病因病机

按照中医学观点，本病是因肺经空虚，外卫不固，复加脾虚湿阻，痰浊内停，或汗出当风，毛窍被闭，郁而化热，循经上蒸，阻滞毛孔，壅聚肌肤，凝结乃成。

西医学认为，本病属于皮肤潴留性囊肿或良性肿物，但病因不很明确。

（二）临床诊断

（1）多见于女性及婴儿，好发于眼睑、前额及面颊。

（2）皮疹是一半埋在皮下，一半长在皮肤之上，色白或黄白，半透明的丘疹，形如粟米，表面光滑，散在，多发，对称分布，不痛不痒。

（3）病情缓慢，无自觉症状，常有家族史。

（三）鉴别诊断

表 10-17　白色痤疮（嗣面）与汗管瘤鉴别表

病　名	共　同　点	鉴　别　要　点			
		发病人群	发病部位	皮损特征	其　他
白色痤疮（嗣面）	女性为主，色白或黄白丘疹，散在，多发，无自觉症状	可见于婴儿	眼睑、前额、面颊	半透明的丘疹，形如粟米，质地坚韧，表面光滑，色白或黄白	病情缓慢，可自行消退
汗管瘤		多见于中年以上，婴儿罕见	同上，加女阴处	半球形或扁平丘疹，质地柔软，色常，淡黄或黄褐	病程长久，很少自行消退

（四）辨证论证

见表 10-18 和图 10-8。

表 10-18　白色痤疮证治表

证　型	辨证要点	治　则	取　穴		
			主　穴	配　穴	随症穴
风邪外袭	半透明的细小粟疹，散在，不融合	祛风散邪　宣通毛窍	相应部位、肺、结核点、气管点	耳尖、风溪、肾上腺	①消化不良，加胃、小肠、艇中②月经不调，加内生殖器、卵巢、内分泌③瘀血痛经，加交感、肝、下焦、热穴、心皮④半年以上未愈，加内生殖器、兴奋线⑤体质虚弱，加缘中、肾、肾上腺、促性腺激素点
湿热上蒸	黄白色粟疹，密集，韧实，表面光滑	清热利湿		胰胆、三焦、交感	

刺灸方法：取主穴 2～3 个，配穴、随症穴各 1～2 个组成方子；按常规处置。

（五）注意事项

（1）经常用温水洗脸，保持皮肤清洁，毛孔通畅。

（2）少吃辛辣甘肥厚味，少饮酒、浓茶、咖啡，多吃当季新鲜蔬菜、水果，保持大便通畅。

（3）加强锻炼，增强体质，避免暴晒、外伤。

（4）切忌用手指抠捏、挤压皮疹，以防化脓、遗留黑印或疤痕。

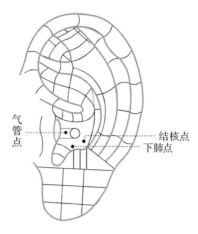

图 10-8　白色痤疮耳穴主穴示意图

第九节　扁平疣（扁瘊）

扁平疣是青少年面部、手背、前臂、颈项等处出现多个圆形、椭圆形，高于皮肤的扁平丘疹。由于青年人多见，所以叫"青年扁平疣"。

扁平疣特点：骤然起病，迅速增多，体虚时加重或发作，病程较长，反复发作。皮损有芝麻大、米粒大或黄豆大，圆形、椭圆形或多角形，高出皮肤，表面光滑，色常、淡红或褐，散在或对称分布。

（一）病因病机

扁平疣之发生，内由肺经空虚，卫外不固；外因风热、邪毒乘虚入侵，客于肌肤，聚于络脉，导致气血瘀滞而发病。《灵枢·经脉》篇曰："手太阳之别，名曰支正……虚则生疣。"

西医学认为扁平疣是机体免疫功能低下，感染人类乳头瘤病毒而成。

（二）临床诊断

（1）青少年面部、手背、前臂、颈项等处出现芝麻大、米粒大、黄豆大的圆形、椭圆形或多角形的扁平丘疹；表面光滑，边界清晰，散在、可融合、可簇集、可对称分布。

（2）病程较长，骤然起病，迅速增多，颜色常淡红或褐。病愈前突然皮损增加瘙痒异常，这是扁平疣速退的征兆，但是愈后可发。

（3）扁平疣具有传染性，是通过自行直接搔抓或间接接触传染。

（4）本病一般偶尔瘙痒，抓后痕迹呈线形排列。

（三）鉴别诊断

1. 与寻常疣（千日疣）鉴别

表 10-19　扁平疣与寻常疣（千日疣）鉴别表

病　名	共　同　点	鉴 别 要 点						
		发病人群	发病部位	皮损特征	表面	颜色	对称	其　他
扁平疣	青年手背，多角形、色常、扁平隆起	青少年（女性）	面部、前臂、颈项等处	圆形，椭圆形	光滑	淡红或褐	可对称	偶瘙痒，搔后痕迹线形排列
寻常疣（千日疣）		儿童、青少年	指背、足缘，甲周	半圆形	粗糙	灰、白、褐	不对称	母疣一个，不骤增

2. 与汗管瘤鉴别

表 10-20　扁平疣与汗管瘤鉴别表

病　名	共　同　点	鉴 别 要 点			
		发病人群	发病部位	皮损特征	其　他
扁平疣	面部米粒大扁平丘疹，色常，病程缓慢	青少年	手背、前臂、颈项	淡红或褐	可融合，表面光滑，可对称
汗管瘤		中年以上	下眼睑、额、颊、女阴处	淡黄、黄褐	不融合，半球形，密集，对称

（四）辨证论治

见表 10-21 和图 10-9。

表 10-21 扁平疣证治表

证型	辨证要点		治则	耳穴		
	皮损特征	全身症状		主穴	配穴	随症穴
邪毒聚结	骤起, 米粒大, 高出皮肤, 扁平丘疹, 光滑散在, 密集, 色淡红, 淡黄	微痒口干	扶正祛邪疏通经络	清热解毒	耳尖、风溪、内分泌、肾上腺、相应部位、肺、结核点	轮1~4、三焦	①症甚, 加枕、膈、大肠、对屏尖 ②疣体大, 加胰胆、交感、肾上腺 ③疣体质硬, 加内生殖器、兴奋点 ④见效慢, 加内生殖器、兴奋点、耳中、缘中、中背、下背
邪毒瘀滞	日久疣体较大, 质硬, 色褐	瘀滞征		活血祛瘀		耳中、肝、交感	
脾气虚弱	日久症体量少, 稀疏, 色淡褐	纳少, 神乏		健脾益肺		脾、肺、皮质下	

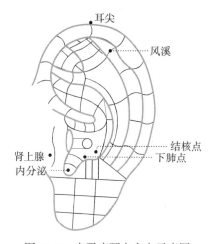

图 10-9 扁平疣耳穴主穴示意图

刺灸方法: 选主穴 3 ~ 4 个, 配穴、随症穴各 2 ~ 3 个组成方子。其中耳尖、风溪、肾上腺、内分泌 4 穴为"三抗一提"要穴。全方按常规处置。

(五)注意事项

(1)耳穴对扁平疣疗效满意, 在治疗过程中, 如果突然发现皮损增多, 瘙痒加重时, 此是扁平疣将愈征兆。

(2)此病治疗见效快慢与病程长短有关, 发病半年以上, 需治 2 个疗程后才见效果。

第十节　脂溢性皮炎（面游风）

脂溢性皮炎是在皮脂溢出的皮肤上，出现淡黄色斑片的一种慢性炎症性皮肤病，又名"头皮糠疹"。中医学中按部位不同又有不同名称。如在面部称"面游风"，在头皮处叫"白屑风"，在眉间称"眉风癣"，在胸腋间叫"纽扣风"。

（一）病因病机

1. 热盛郁肤

阳热偏盛之体，汗出当风，或淋雨、冷水后，风湿客于肌肤，郁而化热。复得阳热之助，热盛郁肤而发本病。

2. 湿热上蒸

湿热内盛之体，复得肥甘、厚味、辛辣、油炸之品，湿热壅盛，上蒸头面而得。

3. 血虚风燥

邪盛上蒸郁肤，日久化热伤津，或误治、失治，暗耗阴血，化燥生风，肌肤失养。

西医学认为对本病病因不很明确，大多数认为是在皮脂溢出的基础上，复加遗传因素、内分泌失调、饮食习惯不良、精神创伤、维生素 B 族缺乏等多种因素引起。

（二）临床诊断

1. 年龄与部位

成年人或新生儿、婴儿、学龄前儿童，在头皮、面部（以鼻旁、眉间为多见）、耳后，严重的可累及躯干、腋窝、腹股沟等处出现皮损。

2. 按皮损特征分为干、油两性

（1）干性（鳞屑型）：在黄红色斑片上附有白色糠皮状鳞屑，伴毛囊性丘疹。

若头皮鳞屑多的可伴脂溢性脱发，眉弓处引起眉毛脱落。

（2）油性（结痂型）：本型是由鳞屑型演变而来，在红色斑片上，附有脂溢，黄痂皮奇痒，抓后糜烂、渗出，如发生在皱褶处有皲裂可见。

（3）其他：自觉瘙痒，灼热，刺痛，病情缓慢，反复发作，迁延日久，遇日晒、冷热、化妆品等刺激诱发或加重。

（三）鉴别诊断

1. 干性脂溢性皮炎与银屑病（白疕）鉴别

表 10-22　干性脂溢性皮炎与银屑病（白疕）鉴别表

病　名	共同点	鉴别要点				
		发病部位	皮疹特点	刮除鳞屑后的基底面	头皮红斑处	对外界刺激
干性脂溢性皮炎	红斑、鳞屑、瘙痒、反复发作	头皮、面部、眉间、鼻、耳旁后	红斑边界模糊，没有浸润性，上有糠皮状鳞屑	无薄膜，无出血点	头发变细，容易脱落	很敏感，常由日晒、冷热刺激而加重
银屑病（白疕）		可泛发全身	红斑边界清晰，具有浸润性，上有大片银白色鳞屑	有薄膜，有出血点	头发成束，无脱落	不敏感，常随季节变化，感染后加重

2. 头皮脂溢性皮炎与头皮癣（白秃疮）鉴别

表 10-23　头皮脂溢性皮炎与头皮白癣（白秃疮）鉴别表

病　名	共同点	鉴别要点				
		发病人群	发病部位	皮损特点	传染性	病　因	病　程
头皮脂溢性皮炎	红斑、鳞屑、瘙痒	成人、婴儿	头皮、面部（眉间、鼻旁）、耳后	皮损边界模糊，不规则，头发变细、易脱落，但无断发	无	与多种内外因素有关	缓慢、长久、反复发作
头皮白癣（白秃疮）		学龄儿童、男孩多见	只发生在头皮、头发处	皮损边界清晰，呈圆形，患处毛发周围有菌鞘，发易折断，参差不齐	有，常在儿童接触中传染	易染真菌	青春期后可自愈

185

（四）辨证论治

见表 10-24 和图 10-10。

表 10-24　脂溢性皮炎证治表

证　型	辨证要点		治　则	取　穴		
	皮损特征	全身症状		主穴	配穴	随症穴
热盛郁肤	初起皮损色红或黄红、瘙痒、灼热、刺痛、鳞屑叠起	心烦，口干，便秘	清热凉血	相应部位、耳尖、交感、神皮、肺、风溪	肝、心、枕、大肠	①渗液多，加内分泌、交感 ②灼热严重，加肝阳、相应耳轮处 ③鳞屑多，加耳中缘中 ④奇痒，加神衰点神衰区、神门、心
湿热上蒸	皮损潮红，渗液色黄，糜烂，结黄厚痂，奇痒	口渴不饮，大便不爽	消风止痒 / 清热利湿		脾、胃、三焦、胰胆、大肠	
血虚风燥	皮肤干燥，上有糠皮鳞屑，毛发干枯	头发变细，易脱落	养血润燥		肝、肾、心、脾	

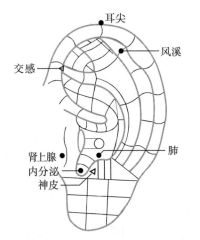

图 10-10　脂溢性皮炎耳穴主穴示意图
（△为内侧穴位）

刺灸方法：取主穴 4 ~ 5 个，配穴、随症穴 2 ~ 3 个组成方子。其中交感穴能抑制腺体分泌，神皮穴能调节皮脂腺代谢功能，肾上腺、内分泌调节色素，4穴配合为治疗脂溢性皮炎的基本穴，各穴均按常规处置。

（五）注意事项

（1）忌食辛辣、肥甘、烟酒之物，少吃荤腥、浓茶、咖啡等品，多食清淡和当季蔬菜水果。

（2）温水洗脸、洗头，慎用沐浴露与洗发露。

（3）保证睡眠时间和质量，保持大便通畅。

（4）避免日晒和化妆品等刺激。

第十一节　日光性皮炎（日晒伤）

日光性皮炎是春末夏初，白皙妇女、儿童的颜面、胸前 V 区、颈后、肩背、手臂、手背等暴露部分的皮肤，经暴晒后出现红斑、水肿或水疱的急性光毒反应性皮炎，又叫日晒伤、晒斑、紫外线红斑。

（一）病因病机

（1）对日光耐受力低下的妇女、儿童或雪地、水面作业者，经暴晒后，光毒直接灼伤肌肤，气血被燔，则见皮肤焮热漫肿，灼热瘙痒，甚则肌肤红热起疱或有刺痛。

（2）素体湿盛之人，恰逢盛夏暑湿之季，光毒夹着暑湿浸淫肌肤。

西医学认为，日光性皮炎的原因是日光中的紫外线，特别是中波紫外线（UVB）直接使血管短暂的扩张，损伤表皮细胞，并释放出各种炎症介质，并扩散到真皮中去而引起皮肤红斑和炎症。

（二）临床诊断

（1）在春末夏初季节中，白皙的妇女、儿童或在雪地、水面作业者，其面部、前胸 V 区、后颈、肩背、前臂伸侧面、手背、小腿等暴露部位的皮肤出现皮疹。

（2）过度晒后，出现边界清楚的鲜红色红斑、水肿，甚则见有水疱、大疱及糜烂，经过一个月左右，红斑渐变为暗红、红褐，局部鳞屑开始脱落，最后遗留褐色色素沉着。

（3）按病情分度：

①Ⅰ度晒伤：皮肤轻度潮红、红斑、灼热、疼痛、界限清楚，次日达高峰，3～4天后减退，一周左右消退而愈。

②Ⅱ度晒伤：深红色水肿性斑，水疱、抓破溃烂，可有发热、恶寒等全身症状，持续2～3周或更长时间。

（三）鉴别诊断

表10-25　日光性皮炎与接触性皮炎（漆疮）鉴别表

病　名	共同点	鉴别要点			
		病　史	发病人群	皮疹部位	发病时间
日光性皮炎	急性边界清楚的红斑，水肿、水疱糜烂等皮损	过度日晒史	白皙妇女、儿童、雪地、水面作业者	限于日光照射的部位	过度晒后2～4小时发病，24小时达高峰
接触性皮炎（漆疮）		接触致敏物质史	过敏体质的人群	限于接触过敏物质的部位	接触过敏物质后24～48小时发病

（四）辨证论治

见表10-26和图10-11。

表10-26　日光性皮炎证治表

证型	辨证要点		治则		取　穴		
	暴晒部位特征	全身症状			主　穴	配　穴	随症穴
毒热侵袭	裸露皮肤焮红、漫肿或红色丘疹集簇，局部瘙痒、刺痛	身热、头痛、口渴、尿短赤	清热解毒凉血	消肿	相应部位、耳尖、风溪、内分泌、肾上腺、肺	大肠、神门、神皮	①热甚，加相应部位的耳轮、耳背静脉 ②灼热痒甚，加枕、膈、脾 ③防止色素沉着，加脾、肾、丘脑
湿热搏结	暴晒部位弥漫性红斑肿胀、集簇水疱、大疱、破后流液、糜烂、结痂、灼热瘙痒	口不渴		除湿		胰胆、三焦、交感	

刺灸方法：主穴4～5个，配穴、随症穴各1～2个组成方子，除耳尖、耳

背静脉放血以外，余穴按常规处置。

（五）注意事项

（1）避免日光暴晒，外出时撑凉伞，或戴宽檐帽子等各种遮阳措施。

（2）长期在户外劳动者，应在暴露部位的皮肤上涂抹防晒霜、膏，尽量选用能防中波和长波紫外线的广谱防晒霜。

（3）经常参加户外锻炼，多接触温和的阳光照射，逐渐提高皮肤对日光的耐受性。

（4）多吃新鲜水果与蔬菜，增加各种维生素摄入。

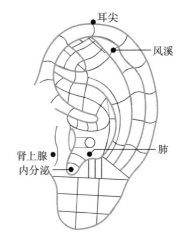

图 10-11 日光性皮炎耳穴主穴示意图

第十二节 化妆品皮炎（花粉疮）

化妆品皮炎是使用化妆品 4 ~ 5 小时（潜伏期）后，面部皮肤出现轮廓清楚的红斑、炎性丘疹、肿胀和瘙痒、疼痛等炎症性皮肤病，又名"油彩皮炎"。中医学称"花粉疮"。

（一）病因病机

内因禀赋不足，经脉空虚，外卫不固，复得外涂化妆品，染毒乘虚侵袭肌肤，阻塞经脉，郁而化热，刺激毛囊发生炎症；日久气滞血瘀或耗伤阴血，形成错综复杂、虚实互见的病症，面部出现暗黑斑片，状若面尘，又似黄褐斑，色素沉着。

西医学认为，本病一部分是由于化妆品油彩或其他化妆品的化学反应及物理性刺激，导致皮肤产生继发性炎症；一部分是由于有机颜料致敏作用，引起的变态反应性皮肤病。有的患者两种因素同时存在。

（二）按病程分型

1. 化妆品接触性皮炎型（起病至两个月之内，属于早期）

使用化妆品数小时或数日后出现以下症状。

（1）轻者（风热型）：面部红斑，刺痛，烧灼感或弥漫性潮红、肿胀，两周可愈。

（2）重者（风湿型）：面部迅速出现小丘疹、小水疱或融合成片，肿胀、溃烂、渗液，1～2个月才能消退。

2. 化妆品皮炎痤疮型（3～12个月之内，属于中期）

上症，尤其是风湿型，治疗不当，或油性皮肤，使用油脂过量的化妆品或劣质化妆品，堵塞毛孔，刺激毛囊，化热发炎而产生。

（1）12～30岁青春期的痤疮或脂溢性皮炎者症状加重。

（2）30～40岁中壮年人患痤疮：症见前额、两颊、颌部等处长出丘疹成片，对称分布，散在或密集。初起也是粉刺，炎症性丘疹，也见脓疱、结节，伴有细小红血丝，轻度脱屑（湿热型）。

3. 化妆品皮炎色素斑型（病程一年以上，属于晚期）

由化妆品接触性皮炎型与痤疮型误治、失治或治之不妥、调护不当，使病情错综复杂，虚实互见。在额、颞、鼻侧、眼周、耳后等处的皮肤浸润增厚、奇痒。且有红、蓝、青、黄或灰褐色斑片，状如黄褐斑，但斑周常有与毛囊孔一致的斑点，有的可见到红血丝、毛囊角化和糠皮样脱屑、苔藓样变等。

（三）临床诊断

（1）使用化妆品几小时至数天后，面颊、前额、两颧、鼻侧、眼周等处，皮肤灼热，瘙痒，轮廓清晰的红斑，或见针头、米粒大小的炎性丘疹、疖肿，亦有黑头粉刺，形似痤疮。

（2）本病久治不愈，反复发作，一年后可在额、颊、颞、颧、鼻侧、眼周等皮肤呈红、蓝、青、黄或灰褐色斑片或斑纹隐隐，状若面尘，色素沉着，时轻时重，反复发作，久治难愈。

（四）鉴别诊断

1.化妆品皮炎色素斑型与黄褐斑鉴别

表 10-27　化妆品皮炎色素斑型与黄褐斑鉴别表

病　名	共 同 点	鉴 别 要 点			
		发病人群	斑色加深因素	皮损特征	其 他
化妆品皮炎色素斑型	女性为多，面部均有深浅不同的色素斑。	长期使用化妆品	红、蓝、青、黄或灰褐色斑，随化妆品用量增大、时间延长而加深	色斑外周有斑点，红血丝，脱屑	皮肤增厚、奇痒
黄褐斑		常有内分泌失调史	淡褐、黄褐、黑褐色斑，逢夏天、日晒、风吹、体虚、月经前而加重	无上述特征，对称分布	无

2.化妆品皮炎痤疮型与青春期痤疮鉴别

表 10-28　化妆品皮炎痤疮型与青春期痤疮鉴别表

病　名	共 同 点	鉴 别 要 点		
		发病人群	皮损部位	接触史
化妆品皮炎痤疮型	油性皮肤，粉刺，炎性丘疹，脓疱，结节	30～40岁中壮年人	化妆品使用过的额、颊等处	必有用过化妆品
青春期痤疮		12～30岁青春发育期之青少年	前额、鼻周呈T形区，且有胸背等处	无

3.化妆品接触性皮炎与脂溢性皮炎鉴别

表 10-29　化妆品接触性皮炎与脂溢性皮炎鉴别表

病　名	共 同 点	鉴 别 要 点			
		发病人群	发病部位	皮疹特点	病 因
化妆品接触性皮炎	面部均有炎性丘疹，渗液，结痂，瘙痒、灼热	经常使用化妆品的女性	前额、两颊、颜等搽涂化妆品之处	伴有红色丘疹、水疱或黑头粉刺，日久形成色素斑	使用化妆品后而引起
脂溢性皮炎		新生儿、婴儿或成年人	除面部外，头皮、胸背、腋下等皮脂多之处	伴面部毛孔粗大，皮肤油腻，斑片黄、红色或鲜红色，上有油性鳞屑	与内分泌、精神、饮食有关

（五）辨证论治

见表 10-30 和图 10-12。

表 10-30　化妆品皮炎证治表

证　型	辨证要点		治　则	取　穴		
	病程	皮疹特征		主　穴	配　穴	随症穴
染毒壅肤（化妆品接触性皮炎）	发病2个月之内	额、颊等处、炎症红斑、黑头粉刺，焮热，瘙痒	凉血活血	耳尖、风溪、内分泌、肾上腺、肺、心、脾、相应部位	大肠、交感	①痒甚，加膈、枕、神门 ②灼热，加轮4、耳背静脉 ③红斑不退，加屏尖、肾上腺 ④渗液严重，加膀胱、腹水点 ⑤色素深，加肾、丘脑 ⑥失眠，加催眠点、失眠点、睡眠深沉点 ⑦多梦，加多梦区、神经点、神皮、神门 ⑧月经不调，加子宫、卵巢、缘中 ⑨痛经，加下焦、交感、内生殖器 ⑩大便秘结，加左阑尾、大肠、便秘点
肺胃湿热（化妆品痤疮）	2个月至12个月	水肿、红斑、丘疹密集，痛痒，抓后渗液，溃烂，结黄痂	清热解毒		胰胆、三焦、耳迷根	
虚中夹瘀（化妆品色素斑）	1年以上	眼周、鼻侧、颊、颞等处，渐见红、蓝、青、黄、灰褐色斑片，斑纹隐见，或有细小红血丝，脱屑	养血祛瘀		心皮、热穴、耳大神经点、枕小神经点、耳中	

（治则"清热解毒"跨三行居中）

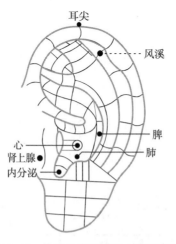

图 10-12　化妆品皮炎耳穴主穴示意图

刺灸方法：取主穴 4 ~ 5 个，配穴、随症穴各 2 ~ 3 个组成方子，其中耳尖、风溪、内分泌、肾上腺 4 穴为"三抗一提"要穴，均按常规处置。

（六）注意事项

（1）上妆前使用防护霜打底，卸妆后加强面肤护理。

（2）尽量不用或少用芳香气味较浓或油腻性较大的化妆品，以减少发病机会。

（3）已发病者除积极耐心治疗外，尽量避免使用其他化妆品。

第十三节　口周皮炎（口吻疮）

口周皮炎是上唇、颏部、鼻侧等口唇周围出现红斑、瘙痒及细薄鳞屑等症的皮肤病。中医学称"口吻疮"、"燕口"、"肥疮"。

（一）病因病机

口周是足太阴脾经、足阳明胃经和手阳明大肠经所循行之处。当脾胃虚弱，感受风毒或湿热内阻，循经上蒸，搏击肌肤，导致本病发生。

1. 感受风毒

脾热之体，复感风邪、外毒（光毒、虫毒等），内外合应，搏击口周、鼻窍的皮肤而出现红斑、鳞屑。

2. 湿热内阻

脾胃虚弱，复伤饮食，以致脾运失职，湿热内生，循经上犯而见皮肤红斑、灼痒。

西医学对口周皮炎的病因尚未定论。最初认为与日晒有关；后来又说皮脂溢出，继发（毛囊虫、痤疮丙酸杆菌等）感染所致；最近又认为长期接触含氟物质（如含氟皮质激素软膏）及牙膏、化妆品、洗涤用品等有关。总之，尚未最终定论。

（二）临床诊断

1. 口周皮炎

多见于 20 ～ 35 岁女性青年，男性与儿童偶见。好发于上唇、颏部、鼻唇沟等口唇周围皮肤，状如戴口罩。

2. 初起皮疹

红斑色淡，粟粒状丘疹，表面光滑，质地坚实，稀疏散在或簇集成片，对称分布。

3. 日久皮疹

可见丘疱疹、脓疱周围有一条不伤皮肤的约 5 毫米左右的"圈带"。

4. 自觉轻微瘙痒、灼热

若日晒、饮酒、吃热性食物、情绪激动或冷热刺激后均加重病情。

（三）鉴别诊断

1. 与脂溢性皮炎（面游风）鉴别

表 10-31　口周皮炎与脂溢性皮炎（面游风）鉴别表

病　名	共　同　点	鉴别要点		
		发病人群	发病部位	皮疹特点
口周皮炎	红斑、丘疹、反复发作，遇冷热刺激则红斑加重	20 ～ 35 岁女性青年	上唇、颏部、鼻旁、鼻唇沟	初起红斑，色淡，粟粒状丘疹，日久唇红周边有一条不伤皮肤的圈带
脂溢性皮炎（面游风）		婴儿、成人	头皮、眉间、鼻旁、耳后	红斑色黄红，边界不清

2. 与玫瑰痤疮（酒渣鼻红斑）鉴别

表 10-32　口周皮炎与玫瑰痤疮（酒渣鼻红斑期）鉴别表

病　名	共　同　点	鉴别要点			
		发病人群	发病部位	皮疹特点	自觉症状
口周皮炎	红斑、丘疹、脓疱、反复发作、遇冷热刺激则红斑加重	20 ～ 35 岁女性青年	上唇、颏部、鼻唇沟	初起红斑，色淡，粟粒状，丘疹，日久唇红，周边有一条不伤皮肤的圈带	轻微灼热伴瘙痒
玫瑰痤疮（酒渣鼻红斑期）		中年女性	鼻尖、鼻侧、眉间、前额、两颊，五点式分布	红斑可伴毛细血管扩张的红血丝，常有皮脂溢出	轻微灼热

（四）辨证论治

见表 10-33 和图 10-13。

表 10-33　口周炎（口吻疮）证治表

证型	辨证要点		治则	取穴		
	口周特点	全身症状		主穴	配穴	随症穴
感受风毒	红斑色淡，粟粒丘疹，鳞屑，瘙痒	便秘、尿赤	疏风	相应部位、耳尖、风溪、内分泌、肾上腺、肺、脾	神门、气管点	①炎症丘疹，加屏尖、轮4 ②圈带2个月以上不退，加大肠、小肠、直肠 ③体质虚弱，加消皮、缘中、兴奋点 ④月经不调，加内生殖器、卵巢 ⑤带多色黄，加宫颈、下焦、盆腔点
湿热内阻	日久皮肤潮红、叠起丘疱疹、脓疱、色黄白相兼，灼热、瘙痒	腹胀、便秘	利湿		三焦、胃	

（治则中部"清热解毒"跨两证型）

刺灸方法：取主穴 4 ~ 5 个，配穴、随症穴各 2 ~ 3 个组成方子，其中耳尖、风溪、内分泌、肾上腺等 4 穴为"三抗一提"要穴。除耳尖与相应部位放血外，余穴按常规处置。

（五）注意事项

（1）饮食宜清淡，忌食辛辣、肥甘、厚味及烟酒，保持大便通畅。

（2）慎用化妆品及洗面护肤剂，停用含氟牙膏，不滥用外用药。

（3）避免暴晒，免受冷热刺激，出行前局部涂抹防晒膏。

（4）患处涂抹治疗性药物时，先以小面积试用 1 ~ 2 天，适合时才全面使用。

（5）避免局部抓破而引发感染。

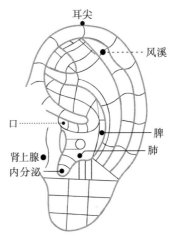

图 10-13　口周皮炎耳穴主穴示意图

第十四节　剥脱性唇炎（唇疮）

剥脱性唇炎是由多种因素引起唇红黏膜发生红肿、疼痛、干燥、皲裂、反复脱屑的慢性炎症性皮肤病。中医学称"紧唇"、"唇疮"、"唇陋"、"唇裂"等。

（一）病因病机

根据脾开窍于口、其华在唇、脾胃为后天之本、气血化生之源等理论分析，剥脱性唇炎病因病机有三种情况。

1. 风火上攻

胃腑偏热之体，复感风邪，内外合应，风热化火，循经上攻，致口唇干燥，引发本病。

2. 脾胃湿热

过食辛辣、肥甘、厚味之品，停滞脾胃，蕴生湿热，上蒸口唇，出现唇肿、糜烂，成为唇风。

3. 血虚风燥

素体脾虚或劳伤心脾，导致气血化源不足；久病耗血；风火、湿热久羁不退，势必灼伤津液，以致血虚风燥，唇失濡养而皲裂、脱屑，成为本病。

西医学对本病的病因尚未完全确定。认为可能与接触某些过敏物质或咬唇、舔唇的习惯等有关。此外特异性物质、日光照射、局部感染等，也会影响本病的发生发展。

（二）临床诊断

1. 唇疮好发于儿童与青年女性

病位在唇红，尤其下唇，也可扩展到唇红区以外的部位。

2. 本病初起口唇红肿、灼热、瘙痒，时轻时重，久不消退

继之裂痛、刺痛、或痛痒并见。唇色变深，皲裂出血。甚则糜烂、流脓血，

表面常有结痂或鳞屑。鳞屑脱落后露出新鲜嫩肌肉，随后皲裂，反复发作。由于干裂不适，使患者不时，用舌舔舐，症状加重，边界不清。

3. 病程缓慢，往往持续数月，数年不愈

（三）鉴别诊断

1. 与唇癌（茧唇）鉴别

表 10-34　剥脱性唇炎与唇癌（茧唇）鉴别表

病　名	共同点	鉴别要点			
		发病人群	局部特征	口唇颜色	自觉症状
剥脱性唇炎	唇红处肿胀、干裂、疼痛、流血	儿童及青年女性	局部红肿,皲裂,流血,糜烂, 结痂, 脱屑	唇色变暗, 时轻时重	初起瘙痒, 后痛痒相兼
唇癌（茧唇）		50岁以上中老年人	局部硬结,初始豆粒, 后似蚕壳	皮白, 皲裂, 溃破后如菜花, 进行性加重	初起不痛, 晚期坚硬疼痛

2. 三种慢性唇炎鉴别

表 10-35　三种慢性唇炎鉴别表

病　名	共同点	鉴别要点			
		发病人群	致病原因	发病过程	局部症状	剥脱后情况
剥脱性唇炎	红肿、干燥、脱屑、疼痛	儿童与女青年	多种因素	先从下唇中央的唇红开始,逐渐扩展到上下唇	鳞屑,结痂, 反复剥脱	唇面鲜红、发亮、干燥而裂、流血、灼热、疼痛
光化性唇炎		户外常晒者	紫外线照射	阳光照射后口唇上下即感灼热,渐肿干燥, 疼痛	干燥, 脱屑, 皲裂, 出血	黏膜增厚、角化过度粗可癌变
接触性唇炎		密切接触某物	接触物损伤或过敏	急性而起, 先是上下唇微红微热, 后逐渐加重	干燥, 脱屑, 皲裂, 出血	黏膜增粗、肥厚

（五）辨证论治

见表 10-36 和图 10-14。

表 10-36　剥脱性唇炎证治表

证型	辨证要点		治 则		取 穴		
	唇部特征	全身症状			主 穴	配 穴	随症穴
风火上攻	口唇瞤动、肿胀而红、层层鳞屑剥脱、灼热、痒、痛	口干口苦、大便秘结	清热解毒	祛风	口、肺、胃、神门、内分泌、神皮	耳尖、肝阳、轮4、风溪	①红肿、灼热，加耳尖、轮4、热穴 ②渗液、糜烂，加交感、尿道、腹水点 ③唇干日久，加耳中、缘中、枕 ④体质虚弱，加内生殖器、肾、睾丸、心皮
脾胃湿热	口唇微红、肿胀、皲裂、痒痛、糜烂、渗液，甚则流脓血，表面有污褐痂皮	口臭、不食、便秘或溏便		除湿		三焦、胰胆、大肠、膀胱	
血虚风燥	口唇皲皮裂、渗血、燥痒，脱屑，轻微疼痛	面色无华、纳少、便干	养血润燥	滋阴		肝、肾、心、耳迷根	

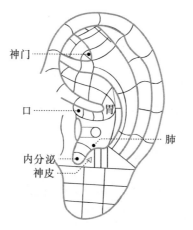

图 10-14 剥脱性皮炎耳穴主穴示意图
（△为内侧穴位）

刺灸方法：取主穴 4～5 个，配穴、随症穴各 2～3 个组成方子，其中耳尖、肝阳与轮 4 点刺出血，余穴按常规处置。

（六）注意事项

（1）忌烟戒酒，不食辛辣、肥甘、厚味之品。

（2）积极寻找发病原因，避免口红、牙膏、日光暴晒等诱发或加重。

（3）禁止用手掀撕皮屑、挤压、搔抓等，严防继发感染。

（4）纠正舔唇、咬唇等不良习惯，干燥时多喝开水或用润唇膏涂上少许，以保持唇部湿润。

（5）增加营养，尤其多吃维生素 B 族，加强文体活动，保证睡眠时间与质量，保持大便通畅。

（6）若有妇科疾病及时治疗。

第十五节　斑秃（油风）

斑秃是头发突然成片脱落，脱发区边缘清楚，皮肤略有光泽，所以称"斑秃"。随着病情发展，还有"全脱"、"普脱"之分。中医学称"油风"、"毛落"、"发坠"，民间称"鬼剃头"、"鬼舔头"等。

（一）病因病机

斑秃成因，中医学分为虚实两类，虚者又有气血虚和肝肾虚之不同；实者有血热生风、湿热侵蚀和血瘀毛窍等。

1. 血热生风

阳热偏盛之体，过食辛辣油炸之物或情志所伤，郁而化火，火炎向上，热盛风生，上窜头皮，灼伤发根，使毛发无以生存。

2. 湿热侵蚀

脾运失职之体，嗜食肥甘厚味等物，湿热内停，上蒸头皮，侵蚀毛窍，发根枯萎，毛发必落。

3. 血瘀毛窍

或寒，或热，或气虚，或过食补品，则血滞成瘀。瘀血不去，新血不生，瘀塞毛窍，发根失养而毛发自落。

4. 气血两虚

"发为血之余"，血虚则气亏，或脾胃虚弱，气血化源不足，或气血大亏，气虚则不能温煦肌腠，血虚则不能营养发根，因此毛发必落。

5.肝肾不足

肝藏血，肾藏精，人到中年，肝肾始衰。若房劳过度，孕育过频，则耗损精血；或不孕不育，性欲饥渴，昼夜煎熬，劫精夺血，久之则精涸、血枯，无以营养"血之余"的毛发，故毛发自行脱落。

西医学认为本病可能与神经、精神紧张、遗传等因素有关。

（二）临床诊断

（1）斑秃，男女老少均可发生，但以青壮年居多。

（2）斑秃，头发突然片状脱落，呈圆形、椭圆形、不规则形，边缘清楚，脱发区皮肤光泽者，为"斑秃"；各斑脱区联成大片，或短期内头发全部脱落者，为"全秃"；若"全秃"再加上全身毫毛和毳毛均脱，叫"普秃"。

（3）拔发试验阳性：即脱发区边缘的头发容易拔出，拔出的发根上粗下细，很像惊叹号状。

（4）除偶有瘙痒以外，一般无自觉症状。

（三）辨证论治

见表 10-37 和图 10-15。

表 10-37　斑秃证治表

证型	辨证要点		治则	取穴		
	头发脱落前后情况	全身症状		主穴	配穴	随症穴
血热生风	病前，头发少泽，干枯，鳞屑多；病时，突然大多均匀脱落	性急善怒、头皮烘热	凉血祛瘀	相应部位、肺、肾、交感、内分泌、心、脾、消皮、肝	肝、肝阳	①经常失眠，加神皮、神门、神衰区、催眠穴 ②纳少肌瘦，加贲门、胃△、胰胆、兴奋点 ③月经量少，闭经，加交感、兴奋线、心皮、促性腺激素点 ④月经过多或宫血，加膈、脾、肾上腺、血液点
湿热侵蚀	病前，头发潮湿，油垢发亮瘙痒；病时，大片脱落，甚则时数根粘连成束	胸闷、肢乏	清热 活血		热穴、耳大神经点、枕小神经点、心皮	
血瘀毛窍	先有头痛，偏头痛，头皮刺痛；病时头发斑块状脱落，甚则眉须并落	难眠噩梦、烦热龋齿	祛瘀			

续表

证型	辨 证 要 点		治 则		取 穴		
	头发脱落前后情况	全身症状			主 穴	配 穴	随 症 穴
气血两虚	病前，头皮松软，色亮，干枯，黄白；病时，渐渐大片脱发，区内残存头发，触摸即落	头昏心悸	补益生发	补气血	相应部位、肺、肾、交感、内分泌、心、脾、消皮、肝	兴奋点、消皮	⑤痛经，加下焦、交感、下腹、内生殖器
肝肾两虚	40岁以上成年人，病前，头发焦黄或花白；病时，头发大片均匀而落，甚则汗毛均脱落	耳鸣、腰酸、形寒、肢冷		补肝肾		耳背肾、内生殖器	⑥遗精、早泄，加枕、神门、睾丸、缘中

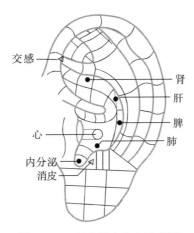

图 10-15　斑秃耳穴主穴示意图
（△为内侧穴位）

刺灸方法：取主穴 4～5 个、配穴、随症穴各 2～3 个组成方子。各穴按常规处置。

（四）注意事项

（1）保持心情舒畅，重视劳逸结合，切忌烦恼、忧伤与动怒。

（2）饮食宜清淡，富有营养，多吃当季新鲜蔬菜与水果。

（3）保持头皮卫生，爱惜新生幼发，耐心坚持治疗，切勿随便更改治疗方案。

第十六节 慢性脱发（发蛀脱发）

慢性脱发是在梳头、洗头或枕头上发现头发脱落，一年四季以秋季为明显的连续缓慢脱发，以致前额、头顶部头发逐渐稀疏的病症。

根据年龄不同，又有不同名称：如年龄从 20～30 岁开始，头发从前额两侧向头顶部逐渐脱落，甚则成为"脱顶"，初起头发油垢，久则干燥、瘙痒、鳞屑增多的"脂溢性脱发"；年龄在 35 岁至老年期之前，前额两侧头发渐渐脱落，使前发际逐渐后退，顶发稀疏至全部脱落，但不犯他处，称"雄激素源性脱发"，也叫"男性型脱发"；若仅为顶发稀疏，不会成为"脱顶"，不会损害他处毛发的叫"女性型弥漫性脱发"。中医学合称为"发蛀脱发"、"蛀发癣"。由于这种脱发是缓慢的、逐渐连续的，所以合称为"慢性脱发"。

（一）病因病机

1. 血热风燥

血热之体，过食辛辣之品，或七情内伤，郁而化火，火炎向上，热盛风燥，灼伤发根，使发根干涸而脱落。

2. 湿热侵蚀

湿热内盛之体，嗜食肥甘、厚味，或情志失畅，脾运失职，湿热上蒸，侵蚀发根，以致头发黏腻并脱落，正如《素问》云："多食甘，则骨痛而发落。"

西医学对本病之因尚未定论。多数人认为雄激素增多，或皮脂腺分泌旺盛，皮脂过多，故皮脂中的油酸、亚油酸等对毛囊有毒害作用，导致毛发枯黄脱落。此外，紧张的脑力劳动，精神压力过大，睡眠时间不足，以及内分泌、免疫、遗传、环境等因素均有一定影响。

（二）临床诊断

（1）本病多见于强脑力劳动者，或皮脂过多的男性青壮年人，包括部分女性，好发于前额及头顶。

（2）脱发先在梳头、洗头，或在枕头上发现较多脱落的头发，且持续不断脱落，秋季更显。

（3）男性往往从前额两侧开始脱发，逐渐稀疏，且逐渐向顶部扩展，甚则顶部头发全部脱光，成为"脱顶"，而女性无此现象。

（4）病情缓慢：一般连续数年，初起头发油垢，从 20 ~ 30 岁开始均匀缓慢地脱落，久则头皮瘙痒，头发干燥，鳞屑增多。

（三）鉴别诊断

表 10-38　慢性脱发与斑秃（油风）鉴别表

病　名	共　同　点	鉴　别　要　点			
		发病人群	发病部位	皮损特征	皮脂溢出
慢性脱发	头发脱落与内分泌免疫，精神、环境、饮食、睡眠等均有影响	青壮年人	限于前额两侧与头顶部	缓慢均匀脱发，头发油腻，发亮或大量鳞屑脱落	常有溢脂
斑秃（油风）		任何年龄	部位不一，凡有毛发处均可脱落	突然出现圆形、椭圆形、不规则形头发脱落斑，表面光滑	无溢脂

（四）辨证论治

见表 10-39 和图 10-16。

表 10-39　慢性脱发证治表

证型	辨证要点			治则	取穴		
	头发脱落特点	头皮特征	全身症状		主穴	配穴	随症穴
血热风燥	头发干枯，焦黄，均匀稀疏，缓慢脱落	干燥，瘙痒，鳞屑，头皮烘热	病前情绪异常、烦躁易怒	凉血疏风	相应部位、耳尖、风溪、内分泌、肾上腺、肺、神皮	肝阳、神门、气管点	①头皮烘热，加屏尖、扁桃体、耳轮边缘 ②脂溢多，加交感、腹水点 ③瘙痒，加神衰区、神衰点、枕、膈 ④脱发不止，加内生殖器、睾丸、缘中 ⑤新发生长慢，加肾、兴奋点、心皮
湿热侵蚀	头发稀疏、油腻，甚则数根粘连成束，伴黄色鳞屑	光亮潮红，瘙痒	口干、口苦、尿黄	清热止痒		胰胆、三焦、交感	

刺灸方法：取主穴 4～5 个，配穴、随症穴各 2～3 个组成方子。其中耳尖、风溪、内分泌、肾上腺 4 穴为"三抗一提"要穴。除耳尖、肝阳放血外，余穴按常规处置。

（五）注意事项

（1）保持心情愉快，切忌抑制、紧张、焦虑、忧郁。

（2）严格遵守生活作息规律，劳逸结合，避免过度用脑、熬夜，保证睡眠时间。

（3）饮食宜清淡且富有营养，多吃当季新鲜水果、蔬菜。

（4）少食动物脂肪，烟酒，辛辣等高热量之物。

（5）保持头发清洁，但洗头不宜过勤，夏天一般 2～3 天 1 次，春秋季 3～4 天 1 次，冬季 1 周 1 次。选用温水洗头。梳头用木梳，不用吹风机，不染发与烫发。

（6）每天坚持用双手十指从前发际向后发际推按，使头皮发热，促进头皮血液循环，有利于新发早点长出。

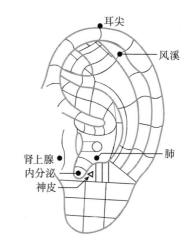

图 10-16　慢性脱发耳穴主穴示意图
（△为内侧穴位）

第十七节　单纯性肥胖症（肥胖症）

肥胖症是实际体重超过标准体重 20% 以上，或体重指数大于 28 者，属于慢性脂肪代谢障碍性疾病。由于体重增加，体态臃肿，出现易累、变懒、爱吃、怕动、多汗、贪睡、不喜运动等症状。随之，并发高血压、高血糖、高脂血症、脂肪肝、冠心病等难以根治的病症，直接影响健康、长寿、美容。

（一）肥胖症分类

1. 原发性

为单纯性肥胖症（占 95%），系"脏腑—经络—神经—内分泌"的代谢机制紊乱。特点是脂肪分布均匀，男性是以颈、项、躯干为主；女性是以胸（乳房）、腹、臀为主。常伴自卑、抑郁、焦虑等症状，所以称"生理性肥胖症"。

2 继发性

既有"脏腑—经络—神经—内分泌"的代谢紊乱，又有脏器实质性病变，故称"病理性肥胖症"，占 5%。各病均有原发病的症状性肥胖特点，实验室可作诊断。

（二）病因病机

（1）单纯性肥胖症是长期多吃少动，即过多摄入高热量的食品、营养品、保健品等；很少活动，很少劳动，消耗热量过少，使多余的热量，储藏体内形成肥胖。

（2）脾、肺、肾、三焦功能失调，即"脏腑—经络—神经—内分泌"的代谢机能紊乱，无法将多余的热量排出体外，而滋生转化为脂肪，堆积在皮下组织或腹腔内膜，这是导致肥胖症的主因。

（3）遗传基因影响。父母双亲均肥胖，其子女很可能肥胖。

（三）肥胖症的测算法

1. 标准体重（千克）

身高 150 厘米以上，标准体重（千克）=［身高（厘米）–100］×0.9

身高 150 厘米以下，标准体重（千克）= 身高（厘米）–100

2 ~ 12 岁儿童，标准体重（千克）= 岁数 ×2+8

2. 肥胖度（体重占标准体重的百分数）=（实测体重 – 标准体重）÷ 标准体重 ×100%

肥胖度：超过 10% 左右为正常；10% ~ 20% 为超重；20% ~ 30% 轻度肥胖；30% ~ 50% 为中度肥胖；50% 以上为重度肥胖。

205

3. 体重指数（BMI）（体内脂肪总量）

BMI= 实测体重（千克）÷ 身高（米）^{2}

4. 腰围（MC）（体腔内脂肪含量和分布的综合指征）

是诊断腹型肥胖的依据，双脚分开与肩平，以脐为水平线腰周径，紧贴皮肤，不松不压，精确在 0.1 厘米。

MC：男 ≥ 85　女 ≥ 80　为腹型肥胖；

男 ≥ 90　女 ≥ 85　为易患冠心病；

男 ≥ 100 女 ≥ 88　为易患危病。

5. 腰臀比值（WHR）

即腰围（MC）除以臀围（单位：厘米）。

WHR：男 ≥ 0.9　女 ≥ 0.8　为腹型肥胖；

男 ≥ 0.95　女 ≥ 0.85　为易患冠心病；

男 ≥ 1.0　女 ≥ 0.9　为易患多种并发病。

女性体型标准：胸围 = 身高 ×0.5；　　　　腰围 = 胸围 –20 厘米；

臀围 = 胸围 +4 厘米；　　大腿围 = 腰围 –10 厘米；

小腿围 = 腰围 –20 厘米；上臂围 = 大腿围 ×0.5。

（四）辨证论治

见表 10–40 和图 10–17。

表 10–40　单纯性肥胖症的证治表

证型	辨证要点	治则	取穴		
			主穴	配穴	随症状
肝郁气滞	性急善怒，胸胁胀痛，失眠多梦，经闭不调	理气活血	相应部位、内分泌、缘中、兴奋点、饥点、额、肾、肺、大肠、脾、三焦、丘脑	肝、神皮	①控制饮水，加渴点、垂体 ②浮肿，加腹水点 ③便秘，加直肠、便秘点 ④祛脂，加垂体、胰胆 ⑤化瘀，加心皮、交感 ⑥月经紊乱，加内生殖器、卵巢、甲状腺 ⑦高血压，加降压点、耳背沟 ⑧高血糖，加降糖 1 ~ 3、糖尿病点、耳中
胃肠湿热	头胀眩晕，肢重倦怠，消谷善饥，便秘尿赤	清利湿热		耳尖、消皮	
脾虚湿困	头昏而重，嗜睡困倦，胸闷腹胀，舌淡苔厚	健脾化湿		胰胆、耳迷根	
脾肾两虚	肌肉松弛，神倦乏力，腰酸阳痿，带稀不孕	培补脾肾		脑点、卵巢	

（消脂减肥 为治则栏跨四行内容）

操作方法：取主穴 4～5 个，配穴、随症穴各 2～3 个组成方子。其中主穴含义是"一三一"。

"一"是指调整内分泌功能，即指丘脑、缘中、内分泌 3 穴。

"三"是指：（1）加强代谢功能，即指额、兴奋点二穴；

（2）增加饱感，即指饥点、丘脑二穴；

（3）增加排泄，即指脾、肺、肾、三焦（排水湿痰浊）、大肠（通大便）五穴。

"一"是指溶解局部脂肪，消除臃肿体态，即相应部位。

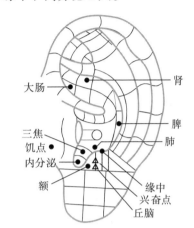

图 10-17 单纯性肥胖症耳穴主穴示意图
（△为内侧穴位）

（五）注意事项

1.明确减肥原则

"因人而异，循序渐进，医患配合，持之以恒"，既要消除多余的脂肪，减轻超标体重，又要不乏力，不厌食，不腹胀，所以不能操之过急。

2.为配合治疗，需做到三点

（1）适当控制饮食，调整饮食结构，做到摄入各种饮食的热量，与日常活动所消耗的热量大致相等。

（2）适量运动，减肥者，晚餐 1 小时后，快走 50 分钟以上，或者晨起在树木花草茂盛的场所，进行长时间、低强度的文体活动。

（3）要熟识有个"停滞不前"的现象，即在耳穴减肥过程中往往是第 1 个疗程即能见效。第 2 个疗程效果明显，但在第 3 或第 4 个疗程中反而体重不降，确有"停滞不前"的现象。原因是"脏腑—经络—神经—内分泌"的代谢机制"失常"已被打乱，"正常"的机制尚未建立之故。为此必须树立信心，遵照原则，医患配合，继续治疗，闯过这一关口，才能进入长久的健美境界。

参考文献

陈巩荪，等.耳针研究［M］.南京：江苏科学技术出版社，1982.

古励，等.实用耳穴诊治学手册［M］.太原：山西科学教育出版社，1989.

何新蓉，等.观耳识病［M］.北京：北京体育大学出版社，1994.

黄霏莉，等.中医美容学［M］.北京：人民卫生出版社，2011.

黄丽春.耳穴诊断治疗学［M］.北京：科学技术文献出版社，1991.

黄丽春.耳穴诊断彩色图鉴［M］.北京：科学技术文献出版社，2008.

李志明.耳穴诊治法［M］.北京：中医古籍出版社，1988.

刘福信.耳针疗法［M］.西安：陕西科学技术出版社，1991.

刘宁，等.现代医学美容［M］.北京：科学出版社，2006.

刘士佩.耳廓诊治与养生［M］.上海：上海教育出版社，1991.

刘士佩，等.新编耳穴望诊［M］.上海：上海科学技术文献出版社，2002.

王岱，等.耳穴诊断学［M］.北京：人民卫生出版社，1990.

王照浩，等.实用耳针［M］.广州：广东高等教育出版社，1988.

王正，等.中国耳穴诊治学［M］.广州：中山大学出版社，1993.

王正.耳穴辩治纲要［M］.厦门：厦门大学出版社，1993.

王忠，等.耳针［M］.上海：上海科学技术出版社，1984.

许平东.新编耳穴诊疗手册［M］.上海：上海科学技术文献出版社，2001.

杨上善.黄帝内经太素［M］.北京：人民卫生出版社，1965.

杨兆民，等.耳针疗法治百病［M］.北京：金盾出版社，2009.

植兰英，等.耳穴疗法［M］.南宁：广西科学技术出版社，1990.

后 记

耳穴诊治，是指借用耳廓穴位进行诊断和治疗疾病的方法。具体地说就是观察耳穴颜色、形态、痛阈、电阻的变化，借以眼望、指摸、探棒触压、诊断仪测试等法，结合中西医学理论知识，将获得的临床资料进行分析、归纳，做出有关现今病候、过去病史、未病预示等临床诊断。对现今病候又可分为主症、兼症和伴随症，再选取主穴、配穴和随症穴组成方子，确定治疗方法，刺激穴位，激发经气，活血通络，调理气机。对体内能调节、强壮脏腑功能；对体外能改善、增强微循环。不但能治疗内、外、妇、儿、五官、皮肤等科200多种病症，而且还能有效地预防晕车、晕船、晕飞机，戒除烟、酒、毒瘾症，以及因考试、比赛、演讲等导致情绪紧张的竞技综合征等等。

由于耳廓菲薄，软骨弹性强，又位于体表，因此耳穴诊治操作不必强求床卧、椅坐，不必强求宽衣松带。耳穴适应证广泛，奏效迅速，"一压痛止"、"术到病除"已是常见之事。耳穴刺灸没有断针、弯针、滞针的可能，也没有出现损伤内脏、血管、神经、组织器官的现象，实为安全可靠，若用按摩、贴膏、指切等法，还可免除消毒。同时耳穴诊治设备简单，随身可带，随时可在门诊、病房、课堂、操场、田头、工地、车间、车、船、飞机上，以及家庭中广泛使用。

但是，在一个仅有4厘米×7厘米区域的耳廓上，计有90多个穴区，180多个穴点、线、沟等。如何使学习者记得住，用得出，便成了笔者昼夜琢磨筹划的问题。幸蒙著名耳穴专家黄丽春等一批老教授、老专家的热情指导，时历五载，八易其稿，终于编写成《图解耳穴诊治与美容》一书。

在编写过程中，还得到了同道王素云、王萧枫、王晓晞等人鼎力相助，才使本书按时付梓，在此请允许我们表示衷心的感谢！

《图解耳穴诊治与美容》编写组
2014 年金秋

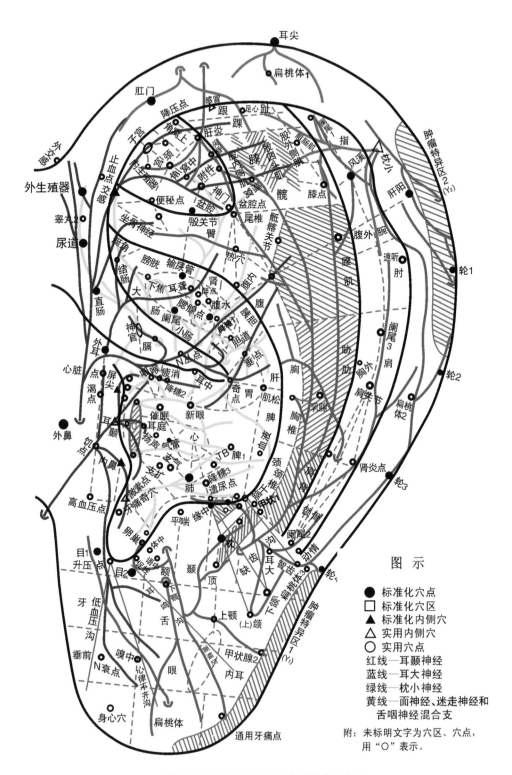

耳廓神经分布与耳穴区点关系综合示意图